Dr ÉDOUARD VANNIER

AMYOTROPHIE CHARCOT-MARIE CHEZ L'ADULTE

OLLIER-HENRY, Éditeur
PARIS

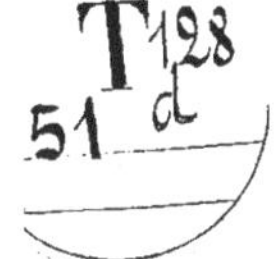

AMYOTROPHIE CHARCOT-MARIE

CHEZ L'ADULTE

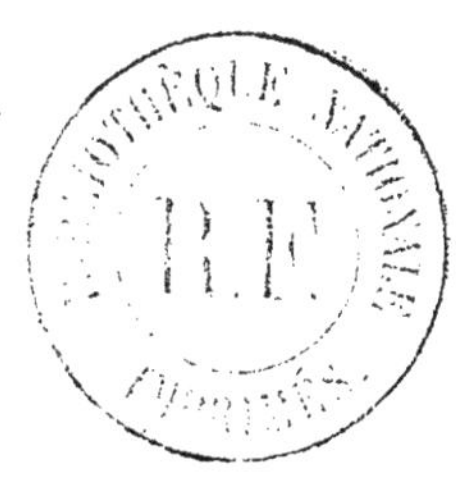

par

VANNIER Édouard

DOCTEUR EN MÉDECINE DE LA FACULTÉ DE PARIS

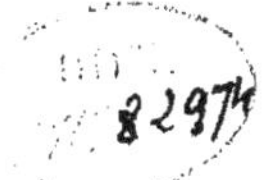

PARIS

OLLIER-HENRY, LIBRAIRE-ÉDITEUR

11, 13, RUE DE L'ÉCOLE-DE-MÉDECINE, 11, 13

1895

INTRODUCTION

Hammond, dans un article du *New-York medical journal* (*6 janvier* 1894), traite de l'atrophie musculaire progressive et présente deux observations de cette maladie. Dans l'une d'elles, l'atrophie s'est généralisée après avoir débuté par les membres inférieurs à l'âge de 41 ans. A propos de ce cas, l'auteur écrit : « La maladie ordinairement reconnue comme le « type péronier » de l'atrophie musculaire progressive et qui a été décrite presque simultanément par Marie et Tooth, est une affection essentiellement différente de celle que nous considérons. La maladie de Marie et Tooth se présente chez les jeunes sujets, ordinairement avec des antécédents héréditaires de maladie semblable. On y rencontre de plus des désordres marqués de la sensibilité...... On peut donc regarder ce cas comme un type véritable d'atrophie musculaire progressive, tandis que ce qu'on appelle le « type péronier » de Marie et Tooth n'a aucun droit réel à ce titre et l'emploi de ce terme dans des cas de ce genre ne peut que prêter à la confusion et à l'erreur. »

Nous ne contestons pas que ce cas ne rentre vraiment dans le cadre de la maladie de Duchenne-Aran, mais ce qui nous semble au moins regrettable, c'est de voir l'auteur dans sa critique, passer sous silence le nom de Charcot, et accorder, pour ainsi dire, la priorité à Tooth, dont le travail est postérieur à celui de MM. Charcot et Marie.

Herringham, communiquant l'histoire d'une famille atteinte de l'affection qui nous occupe dit « que Tooth a établi peu après Charcot et Marie, et indépendamment d'eux que c'était une maladie autonome. »

Sans doute, Charcot et Marie ne sont pas les seuls qui aient traité la qnestion ; il nous plaît, du reste, de citer ici un auteur allemand qui en 1889 a consacré à l'*Amyotrophie Charcot-Marie* une importante monographie. « Charcot et Marie esquissèrent d'après leurs propres observations cliniques, et en se servant des cas étrangers que nous venons de citer, un tableau précis de cette maladie et la séparèrent des formes connues jusqu'alors de l'atrophie musculaire progressive comme forme particulière de l'atrophie musculaire progressive. »

C'est donc bien à l'Ecole française que revient l'honneur d'avoir distrait de la maladie de Duchenne cette forme d'amyotrophie ; mais tous les neuropathologistes ne sont pas partisans des nouvelles descriptions qui restreignent maintenant le champ de l'atrophie musculaire progressive et font de cette maladie une affection de plus en plus rare. « L'atrophie musculaire progressive est une affection bien distincte sous la dépendance de lésions certaines et invariables ; il semble dès lors absurde de classer la maladie en types comme on le fait maintenant. On a décrit de nos jours quatre ou cinq types différents qui tirent leur origine soit de la localisation des premiers signes d'atrophie, soit de l'âge du malade. Un individu a une atrôphie musculaire progressive ou il n'en a pas et il n'est pas de dernière importance au point de vue médical de se préoccuper de savoir si la maladie commence dans la main ou dans le pied et si le malade est âgé de cinq ou cinquante ans. Il ne serait ni plus ni moins ridicule de parler du « type main » de l'ataxie locomotrice lorsque cette maladie a commencé par les extrémités supérieures (1). »

En France, ces distinctions sont cependant admises : ayant la bonne fortune de posséder quelques observations inédites, croyons-nous, de la variété d'amyotrophie décrite par Charcot et Marie, nous avons pensé qu'il serait peut-être intéressant de les présenter et de les faire suivre de quelques réflexions. Chez nos malades l'affection a débuté à l'âge adulte et aucun d'eux n'a d'antécédents dans son histoire. Nous nous efforcerons en nous aidant de tout ce qui a été publié jusqu'ici de montrer que l'*Amyotrophie Charcot-Marie* a droit à une place à part dans le cadre des maladies nerveuses, et nous basant sur nos observations, nous insisterons surtout sur le défaut d'hérédité et le début à un âge assez avancé.

Puissent nos consciencieux efforts nous valoir l'indulgence de nos juges, et la bienveillance de ceux qui feront à ce modeste travail l'honneur de le lire.

Mais avant d'entrer dans notre sujet, nous tenons à payer ici, notre dette de reconnaissance aux personnes qui nous ont guidé dans le cours de nos études. Qu'il nous soit permis de rendre hommage à la mémoire de notre vénéré maître M. le professeur Fage, dont l'affectueuse bienveillance n'a pas peu contribué à faciliter nos débuts.

---

(1) Hammond, *loco citato*.

Nous voulons remercier aussi M. le professeur Dezanneau, MM. les docteurs Thibault Monprofit qui, durant notre passage à l'école de médecine d'Angers, nous ont initié à l'étude difficile de la clinique ; nous garderons le souvenir des excellentes leçons de M. le docteur Legludic dont nous avons apprécié et admiré le vaste savoir dans son service des enfants.

Nous sommes particulièrement heureux de trouver l'occasion de remercier M. le docteur Chauffard, pour la bonté avec laquelle il nous a accueilli dans son service et dont il nous a donné tant de preuves pendant le fructueux séjour que nous y avons fait et tout dernièrement en nous indiquant le sujet de cette modeste étude.

AMYOTROPHIE CHARCOT-MARIE
CHEZ L'ADULTE

CHAPITRE I

HISTORIQUE

Il nous semble difficile d'aborder l'étude de l'amyotrophie Charcot-Marie sans passer rapidement en revue les différentes étapes franchies depuis la découverte de Duchenne de Boulogne.

Longtemps confondue avec divers troubles paralytiques, l'atrophie musculaire progressive fut décrite pour la première fois par cet auteur dans un mémoire présenté à l'Institut en 1849 (1) sur l'Atrophie musculaire graisseuse. En 1850 Aran (2) publie une étude plus complète basée sur les observations du mémoire de Duchenne (3) et sur quelques faits antérieurs. Trois ans plus tard Cruveilhier (4) soutient une opinion déjà émise par Charles Bell et localise dans les racines antérieures

(1) Electrisation localisée 1855.

(2) Archiv. génér. de Médecine 1850, Recherches sur une maladie, etc.

(3) Electrisation localisée 1872, p. 487.

(4) Bulletin de l'Académie de Médecine, 1853. Sur la paralysie musculaire atrophique.

la cause première de cette affection, mais la même année et en 1855 il revient sur son opinion faisant de l'Atrophie musculaire progressive une lésion primitive du muscle. Duchenne en 1853 et 1855 fait paraître de nouveaux travaux, partisan lui aussi d'une lésion à point de départ musculaire. La question est donc loin d'être résolue en France lorsque naît en Allemagne la théorie du Grand Sympathique; mais bientôt de nombreux faits s'accumulent qui font voir la lésion médullaire: c'est d'abord Luys (1) qui en 1860 note l'atrophie des cellules des cornes antérieures, puis Lockart Clarke en 1862, Hayem (2) en 1869.

Cette même année, Charcot (3) s'appuyant sur les observations de ces auteurs et sur ses travaux personnels établit solidement le caractère anatomique de l'Atrophie musculaire progressive : une atrophie des grosses cellules des cornes antérieures de la moelle.

Presque tous les auteurs se rallient à cette hypothèse et admettent la lésion reconnue par Charcot; Duchenne (4) lui-même, se range à cette nouvelle manière de voir : « Des faits anatomo-pathologiques publiés par MM. Luys, Lockhart Clarke, Hayem, Charcot et Joffroy, etc., ont jeté un nouveau jour sur la pathogénie de cette maladie. J'ai observé pendant la vie, des sujets dont MM. Hayem, Charcot et Joffroy ont fait les nécropsies; j'en ai dessiné à la chambre claire et photographié des préparations microscopiques : cet examen m'a forcé d'abandonner l'opinion que j'avais soutenue jusqu'alors

(1) Gazette médicale de Paris, 1860.
(2) Hayem — Archiv. de physiol. norm. et pathol., 1869.
(3) Charcot et Joffroy — Archiv. de physiol. norm. et pathol., 1869.
(4) De l'électrisation localisée, 1872.

sur la pathogénie et particulièrement sur l'origine périphérique de l'atrophie musculaire progressive. »

La théorie de Charcot n'est cependant pas admise sans contestations par tous : dès 1874 en Allemagne Friedreich cherche à la réfuter, Leyden en 1875 écrit « qu'il se croit en droit d'affirmer que toutes les formes d'atrophie musculaire progressive ne proviennent pas d'une inflammation primitive de la moelle et qu'il serait bien possible que les altérations constatées dans la substance grise ne fussent pas toutes primitives. En ce qui concerne certaines formes héréditaires, il n'est pas invraisemblable, d'après les recherches de Charcot lui même, qu'elles soient d'origine périphérique et absolument indépendantes d'une affection spinale. » On voit déjà poindre la doctrine myopathique :

En 1878 Lichtheim (1) relate l'autopsie d'un cas d'atrophie musculaire progressive, autopsie qui permet de constater une moelle indemne ; mais tous ces faits ne suffisent pas pour détruire la doctrine de l'amyotrophie spinale et la théorie de Charcot reste presque généralement admise jusqu'aux travaux plus récents de Erb, de Landouzy et Déjerine.

Erb (2) en 1884 décrit la forme juvénile qu'il tient pour une maladie que l'on doit distinguer de la forme typique.

Après avoir étudié les lésions musculaires (biopsies) faute d'autopsies, il s'appuie sur des recherches anatomo-pathologiques antérieures dans des cas analogues pour faire de cette affection une myopathie primitive et comparant la paralysie pseudo-hypertrophique au type qu'il crée, il propose de

(1) Lichtheim (Arch. f. Psych. u. Nervenkr. 1878. Bd VIII, p. 521.)
(2) Erb-Deutsches Arch. f. klin. Méd., 1884, Bd 34.

grouper ces deux affections et leurs variétés dans un cadre unique : la dystrophie musculaire progressive.

A la même époque en France, le professeur Vulpian présente à l'Académie des sciences une note de MM. Landouzy et Déjerine, résumé d'un travail qui paraît l'année suivante établissant définitivement l'existence des myopathies primitives. Ces deux auteurs distinguent du type Duchenne-Aran, le type facio-scapulo-huméral, myopathie atrophique progressive, déjà décrit au point de vue clinique en 1865 par Duchenne sous le nom d'atrophie musculaire progressive de l'enfance. Ainsi se trouve peu à peu démembrée la conception de Duchenne qui reste toujours vraie mais devient de moins en moins fréquente par suite de la formation à ses dépens du groupe des myopathies primitives progressives : paralysie pseudo-hypertrophique (Charcot 1872) type Leyden Möbius 1876-1879 — forme juvénile d'Erbe. — Type facio-scapulo-huméral à début facial de Landouzy et Déjerine.

Dans une leçon de février 1885 Charcot donne une nouvelle classification des amyotrophies progressives.

Entre ces deux grandes formes, atrophie d'origine spinale et myopathie primitive progressive viennent se placer de nouvelles variétés qui, semblant participer à la fois de l'une et de l'autre, compliquent encore l'histoire de l'atrophie musculaire : une des plus importantes est la forme décrite par Charcot et Marie que nous allons essayer d'étudier.

CHAPITRE II

OBSERVATIONS

« L'atrophie musculaire progressive, écrivait Charcot (1), semble devoir de plus en plus se morceler en groupes secondaires dont le nombre s'accroît en même temps que l'observation clinique des faits devient plus attentive et plus précise ». Et après avoir donné cinq observations nouvelles il crée de toutes pièces l'amyotrophie qui porte son nom.

Début par les extrémités inférieures;

Apparition plus tardive de l'atrophie aux membres supérieurs, les muscles du tronc, de l'épaule et de la face restant indemnes;

Contractions fibrillaires dans les muscles en voie de dégénérescence;

Troubles vaso-moteurs dans les segments atteints ;

Sensibilité le plus souvent intacte;

Crampes fréquentes;

(1) Charcot et Marie. Revue de Médecine, 1886.

Réaction de dégénérescence dans les muscles en voie d'atrophie;

Début, le plus souvent dans l'enfance, affection quelquefois héréditaire, se trouvant souvent chez plusieurs frères et sœurs.

Telles sont en résumé les conclusions du travail de Charcot et Marie : les observations qui suivent présentent la plupart des caractères précédents ; cependant elles s'écartent tant soit peu du type par quelques points que nous essaierons de faire ressortir.

OBSERVATION I (personnelle)

(Recueillie dans le service de M. le Dr CHAUFFARD à l'hôpital Cochin)

Type Charcot-Marie non familial. — Début par les membres inférieurs à l'âge de 23 ans. — Intégrité des muscles du tronc et de la face. — Abolition des réflexes rotuliens. — Intégrité des muscles de la mastication, du pharynx, du larynx. — Intégrité des sphincters. — Légers troubles de sensibilité. — Pas de contractions fibrillaires.— Réaction de dégénérescence très nette. — Etat général excellent.

Henriette L..., 27 ans, couturière.

A. H. — Le grand-père paternel est mort à 67 ans d'une maladie aiguë ; la grand'mère âgée de 78 ans jouit d'une santé parfaite et de ses trois enfants, l'aîné un garçon n'a jamais fait aucune maladie. Le second, une fille, est mère de cinq enfants tous bien portants ; chez le troisième, le père de notre malade, âgé de 48 ans, on ne relève qu'une fièvre typhoïde.

Les grands parents maternels ne présentent aucun antécédent : le grand-père est mort à 50 ans, victime d'un accident ; la grand'mère a 80 ans, lit sans lunettes, entend bien, est très alerte au dire de la malade.

La mère mariée à quinze ans est morte à moins de dix-huit ans, huit jours après la naissance de sa seconde fille qui elle-même n'a vécu que deux semaines.

Le père s'est remarié et du second lit a eu quatre enfants, une fille et trois garçons qui n'ont jamais été malades.

A. P. — Aucun incident à noter pendant la vie intra-utérine la grossesse ayant été normale et l'enfant étant né à terme.

La malade a été élevée au sein par la mère qui redevenue enceinte presque aussitôt, a confié sa fille pendant deux mois à une nourrice mercenaire; elle a marché à huit mois, sans interruption. Propre de très bonne heure, elle n'a jamais eu d'incontinence d'urine; la dentition a été normale. La menstruation survenue à quinze ans a toujours été régulière, chaque période menstruelle durant six jours environ.

A cinq ans la malade a eu la rougeole.

De cinq à neuf ans, elle était sujette à de violentes coliques survenant sous forme de crises assez fréquentes, très douloureuses, d'une durée de cinq à dix minutes; ces coliques étaient calmées par l'application sur le ventre de compresses chaudes.

En juin 1885, la malade éprouve une vive contrariété; elle reste en larmes pendant un mois, ne prenant aucune nourriture, recherchant la solitude; malgré les soins dont on l'entoure, elle perd ses forces, maigrit, devient très pâle, et, calme jusqu'alors, elle est excitable, irascible. Le 1er décembre elle quitte brusquement ses parents et à leur insu vient à Paris trouver des amis; là on lui procure du travail, mais pendant la première année, dans ce nouveau milieu elle est prise d'un profond ennui qu'aucune distraction ne peut dissiper.

De décembre 1889 à avril 1890, la malade très anémiée est souvent prise d'étourdissements, de défaillances.

Pendant l'hiver 1890-1891, elle se fait remarquer des gens qui l'entourent par une sorte de perversion du goût, ne veut boire que de la bière, manger des harengs saurs, des mets vinaigrés : ces envies cessent.

Depuis l'âge de quinze ans, elle a présenté une transpiration abondante de la plante des pieds, transpiration qui l'obligeait à changer de bas plusieurs fois par jour, « la plante des pieds, dit-elle, était comme une éponge. » Ces troubles disparaissent après un séjour de deux mois et demi au bord de la mer. Retour des bains de mer en octobre 1891 elle reprend son travail le mois suivant.

A cette époque, novembre 1891, la malade éprouve dans la jambe droite des crampes qui surviennent la nuit pendant le premier sommeil; peu après, ces crampes se montrent dans la jambe gauche; sur le conseil de son médecin elle resté alitée trois semaines et au bout d'un mois réprend son travail.

Un soir d'avril 1892 après une station debout prolongée dans son atelier, elle rentre chez elle très fatiguée, mais obligée de travailler encore à la maison, ne se couche qu'à une heure du matin. Cette nuit-là la malade dort peu et au matin, au moment de se lever, éprouve une sensation de gêne dans le genou droit : pendant la journée les mouvements de flexion sont douloureux. Un médecin consulté fait un badigeonnage de teinture d'iode, de l'enveloppement ouaté et une légère compression ; en trois jours tout est disparu.

A la fin d'avril 1892, Henriette L..., s'aperçoit en voulant prendre un objet un peu élevé qu'il lui est impossible de se soulever sur la pointe du pied droit et trois mois après apparaissent des troubles dans la marche. La malade ne peut fléchir le pied; elle est obligée de le soulever tout entier appuyant le poids du corps surtout sur le talon. Il y a déjà un peu d'atrophie.

Elle passe les mois d'août et de septembre dans les montagnes, faisant facilement chaque matin des excursions et même des ascensions. En novembre 1892, la faiblesse et l'atrophie apparaissent dans le pied gauche faisant de très rapides progrès : la marche à ce moment est assez difficile pour contraindre la malade à ne plus se rendre à l'atelier. Elle cesse son travail et consulte plusieurs médecins, notamment le docteur Brinaud qui prescrit des douches chaudes et du massage : ce traitement pas plus que les autres n'est suivi.

En juillet 1893, nouveau séjour dans les montagnes, mais pendant cette saison, les excursions de l'année précédente sont devenues impossibles, l'atrophie ayant marché très vite se montrant déjà dans le mollet droit. De temps à autre elle éprouve des douleurs dans les articulations des membres ; de plus la nuit la malade repose mal ; son sommeil est troublé par des rêves professionnels et des cauchemars.

En janvier 1894 il lui faut un point d'appui pour marcher (ombrelle ou parapluie), car l'atrophie progresse rapidement dans la jambe droite et gagne la gauche : à la même époque début dans la main droite par une faiblesse des extenseurs ; en juin les doigts restent fléchis, la main est prise et l'atrophie marche alors rapidement.

A la fin de septembre, la marche est impossible même avec une canne.

On ne trouve pas trace de syphilis chez notre malade.

État actuel. — Le sommeil est bon et la malade repose de neuf heures du soir à quatre heures du matin ; elle ne rêve pas et ne ressent pas de fatigue au réveil : il n'existe pas de somnolence dans la journée.

La malade fort intelligente a une mémoire très fidèle.

La face est normale ; au premier abord on pourrait croire que la bouche est élargie, mais il n'en est rien, car deux photographies faites l'une à dix-huit ans, l'autre à vingt-trois ans, fournissent la preuve que la physionomie n'a pas changé. Les mouvements d'occlusion des paupières et des lèvres se font parfaitement, la langue n'est pas déviée et la malade ne présente aucun trouble de la parole. On ne constate pas de phénomènes d'origine bulbaire; la malade n'a jamais vu double et il n'y a pas d'affaiblissement de la vue.

Au repos la main droite est tombante, les trois derniers doigts fléchis, le pouce en abduction. L'extension des doigts sur la main et de la main sur le poignet est impossible ; les mouvements d'opposition du pouce et d'écartement des doigts ne se font plus : la flexion des doigts est possible. La main reposant sur le plan du lit par sa face dorsale, le pouce et l'index présentent un tremblement assez rapide mais à oscillations irrégulières ; on ne note pas de contractions fibrillaires vraies. La paume paraît comme excavée par suite de l'atrophie qui frappe les muscles des éminences thénar et hypothénar et si l'on place les doigts en extension on voit et on sent au palper les tendons fléchisseurs tendus comme des cordes. A la face dorsale les espaces interosseux, surtout le premier, sont très creusés et le massif osseux du carpe fait une saillie considérable.

L'avant-bras est très aplati par suite d'une atrophie notable des muscles de la région postérieure : les mouvements de supination et de pronation sont conservés mais diminués.

Le bras est moins atrophié que le reste du membre. Le membre supérieur gauche présente des lésions moins accentuées mais cependant très nettes ; la main moins creuse présente un certain degré d'atrophie : au repos elle reste étendue sur le poignet, les trois derniers doigts fléchis, le pouce en abduction. La malade ne peut étendre que le pouce et l'index et l'extension forcée de la main sur le poignet est impossible.

La main reposant sur le plan du lit par sa face dorsale, on peut constater que l'annulaire et le pouce sont comme à la main droite atteints de secousses. Le mouvement d'opposition est à peu près nul ; le pouce se fléchit fortement pour arriver avec peine à toucher les doigts du bout de l'ongle. L'écartement des doigts n'est possible que lorsque la main repose sur une surface plane. Lorsque la main est maintenue dans l'extension la malade peut serrer un objet et déployer une certaine force, mais rapidement les extenseurs se fatiguent, la main fléchit.

MENSURATIONS EN DES POINTS SYMÉTRIQUES

	A DROITE		A GAUCHE
Avant-bras	14,5		15
	17		17 3/4
Bras	20	Bras	20

La malade porte au bras un bracelet qui semble trop grand : on le remonte aujourd'hui jusqu'à deux centimètres du pli du coude alors qu'il était impossible il y a quelques années de le faire glisser jusqu'au milieu de l'avant-bras ; la bague également paraît à son doigt comme une bague d'adulte au doigt d'un enfant.

Au dynanomètre la traction donne 10 ; la pression égale pour les deux mains est presque nulle : l'instrument marque 2.

Les membres inférieurs les premiers touchés présentent des désordres considérables qui rendent la marche complètement impossible : soutenue par deux personnes, la malade se traîne péniblement avançant les jambes en steppant d'une façon manifeste et abandonnée à elle-même c'est tout au plus si elle peut se tenir debout adossée à son lit. Dans cette position, pour soulever le pied gauche qui lui donne la sensation d'une masse très lourde, elle est obligée de s'aider de ses mains.

Au repos dans le décubitus dorsal, les membres inférieurs sont allongés, les pieds tombants, le gauche reposant sur le plan du lit par son bord interne. On ne peut obtenir aucun mouvement spontané des pieds et des jambes ; la malade peut encore lever la cuisse gauche mais il lui est impossible de remuer la droite, Les orteils tombent et à grand peine la malade leur imprime quelques mouvements : elle ne peut les relever complètement.

Assise sur le bord du lit, les jambes sont inertes, pendantes. les pieds tombent presque dans l'axe de la jambe. Les mouvements du pied sont abolis et la malade ne peut mouvoir sa jambe sans faire intervenir les muscles de la cuisse. Elle ne peut résister surtout aux mouvements communiqués du pied sur la jambe, très peu à la flexion de la jambe sur la cuisse, un peu plus de la cuisse sur le tronc : les adducteurs paraissent avoir conservé leur force à droite.

Le reflexe rotulien est complètement aboli.

La sensibilité est conservée sous toutes ses formes. Aux membres inférieurs, on note une zône assez régulière d'hypéresthésie, sur le trajet des tendons à la face dorsale du pied, du cou-de-pied, à la région antéro-externe de la jambe, au niveau du tendon d'Achille : une pression légère cause de la douleur. Assise, la malade n'ayant que des bas de laine fine ne peut poser son pied sur un corps irrégulier ou de petit volume (barreau de chaise par exemple) sans éprouver de la douleur.

On constate des troubles trophiques assez marqués aux pieds et aux jambes : les extrémités inférieures sont toujours froides et violacées. Sans cause appréciable, l'examen des urines ayant donné un résultat négatif, la région prémalléolaire et la face dorsale du pied droit ont présenté un jour un œdème mais non douloureux qui n'a pas tarder à disparaître.

La malade est quelque peu améliorée depuis six mois : à cette époque les membres supérieurs très affaiblis ne permettaient que des mouvements limités, la malade ne pouvait se peigner et porter les mains derrière sa tête ; aujourd'hui, sous l'influence du courant électrique et du massage, ces mêmes mouvements sont redevenus possibles : l'écriture est pénible mais avec beaucoup d'attention et de volonté, la malade peut écrire assez lisiblement.

L'état général a toujours été et reste excellent ; l'appétit est conservé. Toutes les fonctions s'accomplissent normalement.

L'examen électrique fait au mois de juillet 1894 n'a pu être renouvelé depuis ; nous devons à la bienveillance de M. le Docteur Huct de pouvoir reproduire ici les notes recueillies à cette époque.

Examen électrique. — Juillet 1894 (Examen faradique avec le grand chariot de Tripier; bobine induite à gros fil; courant inducteur de trois grands couples au chlorure de zinc et bioxyde de manganèse ; intermittences assez rapides.

Méthode polaire : électrode sternale de 90 c. q ; électrode différente, grosse olive de 3/2 cm 5.

Examen galvanique avec un appareil de quarante petits couples au chlorure de zin et bioxyde de manganèse ; excitation alternativement avec le pôle N. et le pôle P.

Méthode polaire : mêmes électrodes que pour l'examen faradique.

Pour le courant faradique les chiffres indiquent l'écartement des bobines en millimètres. L'abrévation *Farad.* indique l'examen fait par la méthode polaire : celle Farad. bi-pol. indique l'examen fait suivant la pratique de Duchenne de Boulogne, au moyen de deux électrodes appliquées localement sur les muscles.

Pour le courant galvanique, les chiffres romains indiquent le nombre d'éléments et les chiffres arabes le nombre de milliampères.)

MEMBRES INFÉRIEURS

DROIT	GAUCHE
NERF PÉRONIER	
Farad. à 0 pas de C.	*Farad.* à 0 pas de C.

(Cependant de faibles mouvements d'extension volontaire des orteils sont encore possibles ; en outre, pendant le cours de l'examen, on constate à plusieurs reprises des contractions fasciculaires soulevant les tendons des muscles).

MUSCLES ANTÉRO-EXTERNES : JAMBIER ANTÉRIEUR. EXTENSEURS ET PÉRONIERS

DROIT	GAUCHE
Farad. à 0 pas de C. ou C. extrêmement faible.	*Farad.* à 0 comme à droite.

EXTENSEUR COMMUN

Galv, N. F. C. <P. F. C. C. très faibles et lentes. 1es C. vers 8 m. A. XX.	*Galv*. comme à droite.

JUMEAUX EXTERNE ET INTERNE

Farad. à 0 C. extrêmement faibles.	*Farad*. à 0 C. extrêmement faibles.
Galv. N. F. C. = P. F. C. C. lentes 1es C. vers 8, 9 m. A. XX.	*Galv*. comme à droite.

VASTE INTERNE DE LA CUISSE

Farad. 75 C. affaiblies.	*Farad*. 60 C. moins faibles.
Galv. NFC < PFC C. lentes, 1res C. vers 7. m. A. XVI.	*Galv*. comme à droite.

VASTE EXTERNE

Farad. 60 C. faibles.	*Farad*. 60, C. faibles.
Galv. NFC < PFC, C. lentes.	*Galv*. comme à droite.

MEMBRES SUPÉRIEURS

Avant-bras

EXTENSEUR COMMUN

Farad. Contractilité affaiblie à 50, C. douteuses, masquées par les contractions propagées aux muscles voisins et aux muscles du bras.	*Farad. unip. et bipol.* comme à droite.
Farad. bipol. à 0, C. très faibles, mais nettes.	
Galv. NFC < PFC, C. très faibles et lentes. 1res C. à à 5 m. A. XIV.	*Galv*. comme à droite.

RADIAUX

Farad., *bipol.* à 0, C. très faibles.	*Farad. bipol.* à 0, C. faibles, un peu plus fortes dans le premier radial que dans le second.
Galv. NFC < PFC, C. lentes.	*Galv.* NFC < PFC, C. lentes.

LONG SUPINATEUR

Farad. bipol. à 0, C. relativement assez bonnes.	*Farad.* comme à droite.
Galv. NFC > PFC, C. assez vives.	*Galv.* comme à droite.

MUSCLES PROPRES DU POUCE

Farad. bipol. à 0, C. relativement assez bonnes.	*Farad.* comme à droite.
Galv. NFC > PFC, C. assez vives.	*Galv.* comme à droite.

PALMAIRES ET FLÉCHISSEURS

Farad. à 50, C. assez bonnes.	*Farad.* comme à droite.
Galv. NFC > PFC vives. 1re NFC à 3 1/2 m. A. XII.	*Galv.* comme à droite.

MAINS

MUSCLES DE L'ÉMINENCE THÉNAR

Farad. à 50, C. douteuses, masquées par les C. des muscles fléchisseurs à l'avant-bras.	*Farad. unip. et bipol.* comme à droite.
Farad. bipol. à 0, C. extrêmement faibles.	
Galv. NFC < PFC, C. lentes. 1re C. à 5 m. A. XXVI.	*Galv.* comme à droite.

MUSCLES DE L'ÉMINENCE HYPOTHÉNAR

Farad. bipol. à 50 C.	*Farad. bipol.* 45, C. plus faibles qu'à droite.
Galv. NFC $\geqq$ PFC, C. lentes.	*Galv.* NFC $\leqq$ PFC, C. lentes.
1res C. vers 4 m. A. XXIV.	1res, C. vers 4 m. A. XXIV.

En résumé, dans les muscles antéro-externes, comme dans les muscles postérieurs des deux jambes, l'excitabilité faradique et l'excitabilité galvanique sont très diminuées et les caractères de la R. D. y sont nettement accusés : NFC étant = ou < PFC et les contractions produites étant manifestement lentes.

Aux cuisses, l'examen n'a été fait que pour le vaste interne et le vaste externe ; l'excitabilité électrique y est affaiblie, mais beaucoup moins que pour les muscles de la jambe ; on y trouve nettement aussi de la réaction de dégénérescence.

Aux membres supérieurs, dans les muscles de l'éminence thénar, l'excitabilité électrique est très diminuée avec R. D. nettement accusée. Dans les muscles de l'éminence hypothénar, l'excitabilité électrique est moins affaiblie, mais il existe aussi de la R. D.

Parmi les muscles de l'avant-bras il y a une diminution très prononcée de l'excitabilité électrique avec R. D. Dans l'extenseur commun des doigts et les radiaux des deux côtés ; l'excitabilité électrique est assez affaiblie, mais sans R. D. Dans le long supinateur et les muscles propres du pouce, enfin dans les palmaires et les fléchisseurs, l'excitabilité électrique quoique affaiblie est mieux conservée sans réaction de dégénérence.

OBSERVATION II

(Recueillie dans le service de M. le professeur Raymond à la Salpêtrière)

Type Charcot-Marie non familial, sans troubles de sensibilité avec conservation des réflexes. Absence

d'étiologie. Début à l'âge de 35 ans. (Observation communiquée par M. Lévi, interne du professeur Raymond).

M... Stanislas, 38 ans, cultivateur.

A. H. — Le père mort d'une tumeur de l'estomac (?) à cinquante deux ans, n'avait rien de nerveux, n'était pas éthylique.

La mère, qui vit encore, n'est pas nerveuse et ne présente pas trace d'alcoolisme.

De six enfants il est le quatrième; les cinq autres sont bien portants. Une de ses trois sœurs a été soignée pour une maladie indéterminée. Aucun n'est nerveux.

Le malade n'a pas connu ses grands-parents paternels et maternels ; il n'y a pas eu de maladie nerveuse dans la famille, pas de vésanie, pas d'affection analogue à la sienne.

A. P. — Le malade né à terme, nourri par sa mère, n'a fait aucune maladie dans l'enfance. A 8 ans et demi la croissance s'est faite rapidement et le malade à cette époque avait de la faiblesse des jambes.

Aucune maladie sauf il y a huit ou neuf ans, un rhumatisme articulaire qui le force à garder la chambre pendant quinze jours.

Après un an de service militaire il est réformé pour battements de cœur. Il n'a jamais eu de maladie vénérienne : blennorrhagie ni syphilis. Il boit environ un litre de cidre par jour, rarement de vin, jamais d'absinthe ; on ne note chez lui ni cauchemars, ni pituites. Les mains sont atteintes d'un tremblement rapide à petites à oscillations.

Pas de nervosisme dans l'enfance, pas d'incontinence d'urine prolongée, pas de convulsions, de somnambulisme ; le malade ne s'emporte pas, ne rit, ni ne pleure facilement.

Début de la maladie. — Vers le mois de novembre 1892, le malade ressent de la faiblesse dans le pied droit faiblesse qui va augmentant de ce côté, gagnant la jambe. Le pied commence à tomber et cependant le malade cultivateur continue son travail. Il n'apparait aucune douleur en même temps que la faiblesse.

Pendant dix huit mois le côté droit reste seul atteint et le malade vaque à ses occupations.

En mars 1894, la faiblesse se montre du côté gauche sans douleur et les phénomènes s'accentuent. Le malade travaille jusqu'au 13 mai 1894 et depuis cette époque l'état reste stationnaire. M..., a exécuté en 1894 de lourds travaux dans les champs.

État actuel. — Membres inférieurs. — On note dans les membres inférieurs une diminution considérable de la force musculaire de tous les muscles du pied : fléchisseurs, extenseurs, abducteurs, adducteurs. Les différents mouvements sont impossibles.

Les fléchisseurs de la jambe sur la cuisse présentent, eux aussi une diminution de la force musculaire ; elle est conservée dans les extenseurs de la jambe, dans tous les muscles de la cuisse (fléchisseurs, extenseurs, abducteurs, adducteurs). Le malade peut difficilement se tenir sur un pied les yeux ouverts.

En marchant il fléchit fortement les genoux surtout du côté droit et fait retomber le pied droit sur la pointe et en dehors.

Sensibilité : jamais aucune espèce de douleur ni de crampe ; pas de douleur à la pression musculaire ; pas le moindre trouble de sensibilité objective. Les réflexes rotuliens sont conservés, le reflexe plantaire aboli.

A l'inspection, le contraste est frappant entre les muscles de la cuisse et de la fesse qui paraissent normaux et les muscles des jambes et des mollets qui sont atrophiés.

Parfois, on note des contractions fibrillaires dans les mollets. Il existe aussi des troubles vaso-moteurs : on constate une teinte cyanique et du refroidissement du pied droit.

MENSURATIONS

à 10 cent. de la rotule	32	centim.	à droite.
	30	—	à gauche.
à 30 cent. de l' E. I. A. S.	46	—	à droite.
	44	—	à gauche.

Membres supérieurs. — On ne constate rien du côté des membres supérieurs au point de vue de la motilité, de la sensibilité de l'atrophie. On ne note rien non plus du côté de la face, des yeux et des oreilles.

L'appétit est bon ; les digestions se font bien.

Le malade ne tousse pas ; il à des palpitations depuis 8 ou 9 ans. Le pouls est à 120 ; on ne trouve pas de souffle au cœur.

OBSERVATION II

Examen électrique. Notes communiquées par M. le docteur Huet (Décembre 1894.)

Examen faradique avec le grand chariot de Tripier : bobine induite à gros fil ; courant inducteur de deux grands couples au chlorure de zinc et bioxyde de manganèse ; intermittences rapides. Méthode polaire : électrode sternale de 90 c. q., électrode différente de 10 c. m. q.

Examen galvanique : Appareil de 40 petits couples au chlorure de zinc et manganèse ; — interrupteur double permettant d'examiner alternativement l'excitabilité au pôle N et au pôle P.

Méthode polaire : mêmes électrodes que précédemment. Pour le courant faradique les chiffres indiquent l'écartement des bobines en millimètres. Pour le courant galvanique les chiffres romains indiquent le nombre d'éléments et les chiffres arabes le nombre de milliampères.

MEMBRES INFÉRIEURS

JAMBIER ANTÉRIEUR

DROIT	GAUCHE
Action volontaire très affaiblie ou nulle.	L'action volontaire semble conservée mais elle est plus faible que celle de l'Ex-Commun.
Farad. à 0 pas de C.	*Farad.* 0 à 40 C. très faibles.
Galv. pas de C. apparentes à NF et à PF avec 15 m. A. XXIV.	*Galv.* NFC $\overset{=}{<}$ PFC très lentes et faibles.
	1re C vers 10 m. A. XX.

EXTENSEUR COMMUN DES ORTIELS

DROIT	GAUCHE
Action très affaiblie ou nulle.	Action assez bien conservé.
Farad. à 0 pas de C.	*Farad.* 55 C. m. (C. affaiblie).
Galv. pas de C. à 15 m. A. XXIV.	*Galv.* N $\overset{=}{>}$ P. C. lentes et faibles.
	1re C. vers 10 m. A. XX.

EXTENSEUR PROPRE DU GROS ORTEIL

DROIT	GAUCHE
Action très faible ou nulle.	Action conservée, par son action tonique le muscle prédomine sur le fléchisseur et maintient à l'état habituel, le gros orteil en extension.
Farad. à 0 pas de C.	*Farad.* 0 à 20 C. faibles.
Galv. pas de C. à 15 m. A. XXX.	*Galv.* NFC $\overset{=}{>}$ PFC, C. lentes.
	1re C. de 3 à 4 m. A. XIV.

LONG PÉRONIER

Action très faible.	Action conservée, mais assez faible.
Farad. à 40 C. m. très faible.	*Farad.* 45 c. m.
Galv. NFC < PFC, C. très faibles et lentes.	*Galv.* NFC $\underset{>}{=}$ PFC, C. lentes.
1re C. vers 10 m. A. XXIV.	1re C. vers 8 m. A. XXII.

COURT PÉRONIER

Farad. à 0 pas de C,	*Farad.* à 25 C. m. (C. traînante.)

JUMEAU EXTERNE

Action volontaire affaiblie, mais plus forte qu'à gauche.	Action très faible.
Farad. à 58 C. m. (C. faibles)	*Farad.* à 0 pas de C. nettes.
Galv. NFC $\underset{>}{=}$ PFC C. lentes.	*Galv.* NFC $\underset{>}{=}$ PFC C. très faibles et lentes.
1re C. vers 10 m. A. XX.	1re C. de 12 à 15 m, A. XXVIII

JUMEAU INTERNE

Farad. 55 C. m.	*Farad.* 30 C. m. très faibles.
Galv. NFC $\underset{>}{=}$ PFC, lentes.	*Galv.* NFC $\underset{>}{=}$ PFC, c. lentes et locales.
1res C. vers 8 m. A. XVIII.	1res C. vers 10 m. A. XX.

FLÉCHISSEUR COMMUN ET JAMBIER POSTÉRIEUR

Farad. à 0 pas de C.	*Farad.* Comme à droite.
Galv. pas de C. à 15 m. A. XXX.	*Galv.* id.

NERF PÉRONIER

Farad. 65 C. m. dans le long péronier seulement ; à 40 encore de même. pas de C. appréciables dans les autres muscles.

Galv. 1res NFC 9. m. A. XVIII. ds le long péronier.

PFC et POC vers 14. 15 m. A.

PFC $\leqq$ POC.

Farad. à 80 C. seulement de l'Extenseur propre.

75 C. de l'Extenseur propre et l'Extenseur commun.

70 C. aussi dans le L. péronier.

50 C. encore très faibles et douteuses dans le jambier antérieur.

Galv. 1res NFC 5 à 6 m. A. XVI.

C. surtout dans les extenseurs.

C. aussi dans le L. Péronier ; moins nettes dans le Jambier antérieur.

PFC 10 m. A. XXII
POC 9 m. A. XX } seulement dans l'Extenseur propre.

VASTE INTERNE A LA CUISSE

Farad. 90 C. m.
Galv. NFC > PFC C. vive.
1re NFC 2 1/2 m. A. XII.
1re PFC 5 m. A XVIII.

Farad. 100 C. m.
Galv. NFC > PFC C. vive.
1res NFC 2 1/2 m. A. XII.
1res PFC 5 m. A. XVIII.

VASTE EXTERNE

Farad. 95.
Galv. NFC > PFC vive.
1res NFC 3 m. A. XII.
1res PFC 5 1/2 m. A. XVIII.

Farad. 95.
Galv. NFC > PFC vive.
1re NFC 3 m. A. XII.
1re PFC 5 1/2 m. A. XVIII.

En résumé : dans les muscles ant.-externes de la jambe droite, l'excitabilité faradique et l'excitabilité galvanique sont très a aiblies ; elles semblent même complètement abolies dans la plupart d'entre eux, à l'exception du Long péronier; dans ce muscle elles sont très diminuées et présentent tous les caractères de la RD contractions lentes et inversion de la formule polaire.

Dans tous les muscles antéro-externes de la jambe gauche l'excitabilité faradique et l'excitabilité galvanique sont conservées mais notablement affaiblies ; dans tous aussi, elles présentent plus ou moins accentués les caractères de la RD partielle, la lenteur des contractions et les modifications de la formule polaire.

Les muscles postérieurs, à l'inverse des muscles antéro-externes sont mieux conservés dans la jambe droite que dans la jambe gauche ; mais des deux côtés leur excitabilité électrique est plus ou moins affaiblie et présente les modifications de la R. D. partielle. Dans les muscles profonds, même, l'excitabilité électrique semble à peu près complètement abolie. Dans les muscles de la cuisse qui ont été examinés, il n'y a pas de modifications importantes de l'excitabilité électrique.

OBSERVATION III (personnelle)

(Recueillie dans le service de M. le professeur Raymond à la Salpêtrière)

Type Charcot-Marie, non familial, sans troubles de sensibilité. — Début à l'âge de 30 ans. — Absence de contractions fibrillaires. — Réaction très nette de dégénérescence. — Abolition des réflexes rotuliens. — Etat général excellent.

L..... employé de droguerie 50 ans.

Le père est mort d'une maladie de cœur à 60 ans, la mère à 37 ans d'une affection aiguë de la poitrine.

Le malade n'a aucun antécédent de jeunesse ; au service militaire dans les colonies il a contracté les fièvres paludéennes qui ont persisté de 1865 à 1872, survenant deux ou trois mois par année.

Marié en 1871 il a eu dix enfants ; six sont morts de trois mois à un an de diarrhée et autres affections de la première enfance : rien de nerveux. Les quatre survivants sont en parfaite santé. La femme est bien portante.

En 1886, à l'âge de 41 ans, il est atteint d'une fluxion de poitrine. Le début de l'affection date de 1875, à 30 ans ; dès cette époque la marche devient fatigante, mais ce n'est que dix ans plus tard en 1885 que le malade marche tout à fait mal, traînant lentement les deux jambes qui sont frappées simultanément : les chutes sont fréquentes.

On note déjà du refroidissement des pieds et des jambes.

La maladie continue à progresser aux membres inférieurs jusqu'en 1890 ; à ce moment les mains sont atteintes et un an plus tard les lésions sont telles qu'on les constate aujourd'hui. Charcot voit le malade à la Salpétrière, prescrit des bains sulfureux et le traitement électrique, mais aucun changement appréciable ne survient et au bout de peu de temps, il conseille « de ne plus faire aucun traitement, de laisser agir la nature ».

Le malade n'a jamais eu la syphilis.

Etat actuel. — Les membres inférieurs sont très atrophiés jusqu'à la jarretière : les cuisses semblent au dire du malade n'avoir pas diminué de volume.

Assis sur le bord du lit, les pieds sont pendants, inertes, comme détachés de la jambe. Les mouvements de flexion, d'extension, d'adduction, d'abduction sont complètement abolis et vient-on à imprimer quelque secousse à la jambe, le pied ballotte comme si les ligaments de l'articulation du cou-de-pied étaient impuissants à le maintenir fixé.

Les mouvements d'extension et de flexion de la jambe sont conservés.

Ces lésions entraînaient des troubles de la marche qui est devenue très pénible: au repos le malade oscille sur sa base et ne peut se tenir immobile.

Aux mains, on peut constater une atrophie très marquée des muscles des éminences thénar et hyperthénar. Les interosseux dorsaux, tous les muscles de l'avant-bras présentent une diminution de volume appréciable. Les mouvements sont très diminués mais se font encore. Pour écrire le malade est obligé de caler la main droite contre la main gauche et s'il veut s'appliquer se met à trembler. Les avant-bras sont très amaigris dans leur tiers inférieur.

Les réflexes patellaires sont abolis.

La sensibilité est conservée sous toutes ses formes.

Le sommeil est parfait, sans cauchemars ni rêves professionnels ; au réveil le malade loin d'être fatigué se sent très alerte, n'a jamais de céphalalgie.

L'intelligence et la mémoire n'ont pas diminué du fait de la maladie; le sujet répond fort bien aux questions posées et donne des détails précis sur l'évolution de l'affection. Le malade siffle difficilement.

Rien à signaler du côté des organes des sens sauf pour la vue et l'ouïe ; pendant son séjour aux colonies le malade avait souvent des points lumineux dans son champ visuel qui du reste n'est pas rétréci. L'examen ophthalmoscopique a permis de reconnaître un commencement d'atrophie papillaire simple (1).

Depuis quatre ou cinq ans l'oreille est devenue paresseuse et il faut parler un peu fort pour se faire entendre du malade.

La parole est facile et le malade ne présente aucune modification du côté de la face.

On ne note pas de troubles génitaux : le malade hospitalisé à la Salpêtrière sort et voit sa femme chaque semaine, s'acquittant à son gré de ses devoirs de mari.

---

(1) Brissaud. — (Leçons sur les maladies nerveuses, p. 439).

L'état général est excellent : les grandes fonctions se font normalement.

Examen électrique. — L'examen électrique est dû en entier comme celui des deux observations précédentes et de celle qui suit à l'obligeance de M. le Docteur Huet.

Examen faradique avec le grand chariot de Tripier ; bobine induite à gros fil : courant inducteur de deux grands couples au chlorure de zinc et de bioxyde de manganèse ; intermittences rapides.

Méthode polaire : Electrode sternale de 90 c. q. différente de 10 c. q. Les chiffres indiquent l'écartement des bobines en millimètres.

Examen galvanique avec un appareil de 40 petits couples au chlorure de zinc et bioxyde de manganèse ; interrupteur renverseur du Docteur Mergier ; méthode polaire ; mêmes électrodes que pour le courant faradique. Les chiffres romains indiquent le nombre d'éléments, les chiffres arabes le nombre de milli ampères.

MEMBRES INFÉRIEURS

NERF PÉRONIER

DROITE	GAUCHE
Farad. à 0, pas de C.	*Farad.* à 0, pas de C.
Galv. pas de C. à 15 m. A. XXX.	*Galv.* pas de C. à 15 m. A. XXX.

MUSCLES ANTERO-EXTERNES. — JAMBIER ANTÉRIEUR, EXTENSEURS COMMUN ET PROPRE, PÉRONIERS

DROITE	GAUCHE
Farad. à 0, pas de C.	*Farad.* à 0, pas de C.
Galv. pas de C. avec 20 m. A. XL.	*Galv.* pas de C. avec 20 m. A. XL.

PÉDIEUX

DROITE	GAUCHE
Comme les précédents.	Comme les précédents.

JUMEAU EXTERNE

Farad. 20 C. m. très faibles.
Galv. NFC = PFC, C. assez lentes. 1res C. vers 15 m. A. XXX. Contractions plus faibles qu'à gauche.

Farad. 40, C. m. faibles.
Galv. NFC = PFC. 1res C. vers 15 m. A. XXX.

JUMEAU INTERNE

Farad. 20 C. m. très faibles.
Galv. NFC $\overset{=}{>}$ PFC. 1res C. vers 15 m. A. XXX.

Farad. 40, C. m. faibles.
Galv. NFC $\overset{=}{>}$ PFC. 1res C. vers 12 m. A. XXVIII.

SOLÉAIRE

Farad. 0 à 30, C. très faibles.

Farad. 40 à 30, C. très faibles.

JAMBIER POSTÉRIEUR

Farad. 20, C. m. très faibles.

Farad, 40, 50 C. m. Contractions bien meilleures qu'à droite.

FLÉCHISSEUR COMMUN

Farad. à 0. C. douteuses.
Galv. C. beaucoup plus faibles qu'à gauche, douteuses, même encore à 15 et 20 m. A.

Farad. 40, C. faibles.
Galv. NFC un peu > PFC. C. assez lentes. 1res C. vers 10 m. A. XXVI.

CUISSES

VASTE INTERNE

Farad. à 100. C. m. (C. affaiblies).
Galv. NFC > PFC, un peu lente.

Farad. 100. C. m. (C. affaiblies).
Galv. NFC < PFC un peu lentes.

1re NFC à 1 m. A. X.
1re PFC à 1/2, XII, mais avec 1 1/2, 2 et 3 m. A. NFC < PFC.

1re NFC, 1 m. A. X.
1re PFC, 3. XVI.

VASTE EXTERNE

Farad. 95 C. m. (C. affaiblies).
Galv. NFC $\overset{=}{<}$ PFC.
1re NFC, 3 m. A. XII.
1re PFC, 5 1/2. XVIII, mais comme pour le précédent quoique NFC minima apparaisse avant PFC, comme amplitude NFC est $\overset{=}{<}$ PFC à partir de 5 1/2 m. A.

Farad. 95 C. m. (C. affaiblies).
Galv. NFC $\overset{=}{>}$ PFC.
1re NFC 3 m. A. XII.
1re PFC 5, XVI.

DROIT ANTÉRIEUR

Farad. 95.
Galv. NFC > PFC.
1re NFC, 3 m. A. XII.
1re PFC, 6. XVIII.

Farad. 95.
Galv. NFC > PFC.
1re NFC, 3 m. A. XII.
1re PFC, 4 1/2. XVI.

COUTURIER

Farad. 100.

Farad. 100.

GRAND ADDUCTEUR

Farad. 95.

Farad. 95.

Ainsi aux jambes dans les muscles antéro-externes, des deux côtés, l'excitabilité faradique et l'excitabilité galvanique paraissent complètement abolies, aussi bien pour l'excitation directe que pour l'excitation indirecte par le nerf sciatique poplité externe. Dans les muscles postérieurs l'excitabilité électrique est très diminuée, mais conservée ; elle est notablement plus forte à gauche qu'à droite. Des deux côtés on constate dans les muscles des traces de R. D. en ce sens que les contractions sont d'une lenteur plus ou moins accentuée et que NFC est $=$ ou à peine $>$ PFC.

Aux cuisses, l'excitabilité électrique est mieux conservée ; elle n'est diminuée que dans de très faibles proportions : dans les vastes internes et externes, il y a des traces de R. D.

MEMBRES SUPÉRIEURS

MAINS. — (*Électrode différente : petite olive*).

COURT ADDUCTEUR DU POUCE

DROITE	GAUCHE
Farad. à 0, pas de C.	*Farad.* à 0, pas de C.
Galv. NFC $\overset{=}{>}$ PFC. Contract. un peu lentes, très faibles. 1res, C. vers 6, 7 m. A. XLVI.	*Galv.* NFC $\overset{=}{>}$ PFC. Contract. très faibles et lentes. 1res, C. vers 6 m. A. XLVI.

OPPOSANT. — COURT FLÉCHISSEUR DU POUCE

DROITE	GAUCHE
Farad. à 0, pas de C. dans l'opposant, 0 à 30 C. faibles dans quelques faisceaux du court fléchisseur du pouce.	*Farad.* à peu près comme à droite.
Galv. NFC $>$ PFC. C. très faibles dans quelques faisceaux du court fléchisseur seulement. 1res C. vers 7, 8 m. A. XLVI.	*Galv.* à peu près comme à droite.

ADDUCTEUR DU POUCE

DROITE	GAUCHE
Farad. à 0, C. extrêmement faibles ou nulles.	*Farad.* à 75 C. (de ce côté, l'excitabilité est relativement assez bonne.)

ADDUCTEUR DU PETIT DOIGT

Farad. 70 C. m.	*Farad.* 70 C. m.
Galv . NFC > PFC.	*Galv.* NFC > PFC.

OPPOSANT. — COURANT FLÉCHISSEUR DU PETIT DOIGT

Farad. 50 C. m.	*Farad.* 55.
Galv. NFC > PFC.	*Galv.* NFC > PFC.

PREMIER INTÉROSSEUX DORSAL

Farad. 80.	*Farad.* 85.
Galv. NFC > PFC.	*Galv.* NFC > PFC.
1re NFC, 2 1/2, XVIII.	Comme à droite.
1re PFC, 3, XX.	

DEUXIÈME INTÉROSSEUX DORSAL

Farad. 70.	*Farad.* 80.
Galv. NFC > PFC.	*Galv.* NFC > PFC.

TROISIÈME INTÉROSSEUX DORSAL

Farad. 80.	*Farad.* 80.
Galv. NFC > PFC.	*Galv.* NFC > PFC.

QUATRIÈME INTÉROSSEUX DORSAL

Farad. 85.	*Farad.* 85.
Galv. NFC > PFC.	*Galv.* NFC > PFC.

AVANT BRAS

LONG SUPINATEUR

Farad. 100.	*Farad.* 100.
Galv. NFC $\geqq$ PFC. C. assez faibles, mais assez vives.	*Galv.* NFC > PFC.
1re NFC vers 2 m. A. VIII.	
1re PFC vers 2 VIII.	

PREMIER ET DEUXIÈME RADIAL

Farad. 100 à 105.
Galv. NFC > PFC.

Farad. 100 à 105.
Galv. NFC > PFC.

EXTENSEUR COMMUN

Farad. 95.
Galv. NFC > PFC. C. faibles.
1re NFC 5 m. A. XIV.
1re PFC 6 m. A. XVI.

Farad. 92.
Galv. NFC > PFC.

CUBITAL POSTÉRIEUR

Farad. 95.

Farad. 90.

LONG ABDUCTEUR, COURT EXTENSEUR DU POUCE

Farad. 90.

Farad. 90.

LONG EXTENSEUR DU POUCE

Farad. 88.

Farad. 85.

EXTENSEUR DE L'INDEX

Farad. 95.

Farad. 98.

EXTENSEUR DU PETIT DOIGT

Farad. 85.

Farad. 85.

GRAND PALMAIRE

Farad. 110.
Galv. NFC > PFC. C. faibles.
1re NFC 2 3/4 m. A. XII.
1re PFC 3 1/2 m. A. XIV.

Farad. 115.
Galv. NFC > PFC.

FLÉCHISSEUR SUPERFICIEL

Farad. 100.
Galv. NFC > PFC. C. faibles.
1re NFC 5 1/4 m. A. XVIII.
1re PFC 6 m. A. XX.

Farad. 100.
Galv. NFC > PFC.

FLÉCHISSEUR PROFOND

Galv. NFC > PFC.
1re NFC 3 3/4 m. A. XII.
1re PFC 4 1/2 XIV.

Galv. NFC > PFC.

FLÉCHISSEUR DU POUCE

Farad. 85.
Galv. NFC > PFC. C. faibles.

Farad. 85.
Galv. NFC > PFC.

BRAS-ÉPAULES

BICEPS

Farad. 120.
Galv. NFC > PFC. Vive.
1re NFC 1 m. A. VIII.
1re PFC 2 XII.

Farad. 120.
Galv. NFC > PFC.

TRICEPS. — LONGUE PORTION

Farad. 100.

Farad. 100-105.

TRICEPS. — P. EXTERNE

Farad. 110.
Galv. NFC > PFC.

Farad. 110.
Galv. NFC > PFC.

DELTOIDE, P. ANTÉRIEURE

Farad. 110.
Galv. NFC > PFC.

Farad. 105.
Galv. NFC > PFC.

DELTOIDE, P. POSTÉRIEURE

Farad. 110.

Farad. 110.

NERFS

NERF MÉDIAN AU POIGNET

Farad. à 65. C. faibles dans quelques faisceaux de l'éminence thénar, surtout du c[t] fléchisseur.	*Farad.* 65-70 comme à droite.
Galv. à 6 m. A. pas encore de C. nettes dans l'éminence thénar. C. par propagation dans les muscles de l'éminence hyperthénar et dans les interosseux.	*Galv.* comme à droite

NERF CUBITAL AU POIGNET

Farad. 65-70. C. m. (C. dans tous les m. innervés à la main, excepté l'adducteur du pouce.	*Farad.* 80. C. seulement dans l'adducteur du petit doigt. *Farad.* 70. C. dans tous les muscles, y compris l'adducteur du pouce.
Galv. 1re NFC 5 m. A. XVIII.	*Galv.* 1re NFC 4 1/2 5 m. A. XVIII.

En résumé, dans les muscles des épaules et du bras, l'excitabilité électrique est bien conservée et ne paraît pas sensiblement altérée; dans les muscles antérieurs de l'avant-bras, elle ne présente pas d'autres modifications qu'une diminution simple assez légère; dans les muscles postérieurs de l'avant-bras, elle est plus diminuée, surtout dans l'extenseur commun, sans présenter de manifestations nettes de R. D.

Aux mains, dans les muscles innervés par le nerf cubital, l'excitabilité électrique est relativement peu diminuée, sans R. D., excepté dans l'adducteur du pouce à droite où elle est très affaiblie. Dans les muscles innervés par le nerf médian, l'excitabilité faradique est très affaiblie et semble presque abolie dans la plupart d'entre eux, excepté dans une partie du court fléchisseur du pouce et peut-être aussi dans quelques fibres de l'opposant; dans les fibres qui ont conservé leur excitabilité faradique, l'excitabilité galvanique est aussi très affaiblie, mais sans R. D. manifeste, tandis que dans le court abducteur où l'excitabilité galvanique est seule conservée, mais très affaiblie, il y a des traces de R. D.

OBSERVATION IV (personnelle).

(Recueillie dans le service de M. le professeur Raymond à la Salpêtrière)

Type Charcot-Marie non familial. — Début à l'âge de 48 ans par les membres inférieurs. — Abolition des réflexes. — Etat généralement excellent.

A... André 51 ans, mécanicien.

Rien à noter chez les grands parents.

Le père est mort de maladie aigüe à 81 ans, la mère à 80 ans après être restée alitée huit jours.

Les frères et sœurs sont tous en excellente santé : ceux qui sont morts n'avaient rien de nerveux.

La femme jouit d'une santé parfaite : de huit enfants, trois seulement vivent, les cinq autres ont été enlevés par le croup.

Il n'y a pas à noter d'antécédents de la première et de la seconde enfance : le malade est né à terme, a marché de bonne heure. Pas de syphilis. Jamais aucune maladie jusqu'en 1892; à cette époque il éprouve des douleurs lombaires pendant quatre ou cinq jours; le matin il a quelque peine à mettre ses chaussures : tels sont les seuls indices à ce moment de l'affection de notre malade. Tout d'un coup, un matin au moment du départ pour le travail, surviennent des crampes dans les deux mollets, surtout dans le droit : les jambes prises de tremblement, de contractions rapides, fléchissent et le malade tombe sans pouvoir se relever, présentant une hyperesthésie telle qu'il appréhende tout contact. Il reste au lit huit mois : au bout de ce temps il marche mais péniblement avec des béquilles pendant six mois, puis laisse ses béquilles pour une canne; il reprend son travail qu'il peut continuer un an, ayant les jambes soutenues par des appareils. Le pied est inerte, les orteils tombent et le malade est obligé de les maintenir avec un cordon pour pouvoir mettre ses chaussettes.

En décembre 1894 survient de la faiblesse dans les mains et parallèlement à la diminution de force apparait l'atrophie qui est surtout marquée à la main droite. Tout travail est dès lors impossible; il entre à la Salpétrière.

Etat actuel. — Les membres inférieurs sont très atrophiés jusqu'au dessus du genou; les pieds surtout sont frappés, tous les mouvements spontanés : adduction, abduction, flexion, extension, sont devenus impossibles; le pied étant en quelque sorte indépendant de la jambe par suite du relâchement des ligaments. L'atrophie est considérable et plus prononcée à droite qu'à gauche.

Les muscles de la cuisse sont conservés.

Les lésions sont telles qu'elles existaient à l'entrée du malade à l'hôpital et rendent la marche très difficile, le pied a tendance à se renverser la plante en dedans et si l'articulation tibio-tarsienne n'était maintenue par des chaussures spéciales, serrant fort et montant très haut, le pied absolument passif se placerait immédiatement en varus : c'est un pied bot par atrophie musculaire. Cette déformation se retrouve du reste quoique moins accentuée dans nos trois premières observations, mais il y a lieu de ne pas la confondre avec celle que l'on retrouve dans le tabes où elle est permanente et le résultat de lésions ostéo-articulaires (1).

(1) Chauffard. (Société médicale des hôpitaux, juin 1886.)

Aux mains l'atrophie était très prononcée quand le malade est entré à l'hôpital et tout travail devenu impossible ; les éminences thénar, hypothénar étaient disparues, les espaces interosseux fort accentués : les mouvements des doigts et de la main ne se faisaient plus. Le malade affirme qu'à son entrée le mouvement d'opposition du pouce était absolument impossible ; actuellement il a recouvré l'agilité des doigts, de la main et même une certaine force. Il écrit facilement sans se fatiguer et estime que la force est redevenue ce qu'elle était autrefois. Nous n'avons pu confirmer son dire par l'examen au dynanomètre, mais à la vue les extrémités supérieures paraissent en effet peu amaigries et semblent peu atteintes.

Les réflexes rotuliens sont abolis ; la sensibilité générale est intacte sauf au pied droit où l'on note une légère hyperesthésie. Les sensibilités spéciales : pression, température restent aussi normales sur tout le corps.

L'intelligence est conservée, la mémoire un peu perdue.

La santé générale est restée bonne : rien à noter du côté des organes thoraciques et abdominaux ; aucun trouble des sphincters.

OBSERVATION IV

Examen électrique (Janvier 1895.)

(Examen faradique avec le grand chariot de Tripier ; bobine induite à gros fils ; courant inducteur de deux grands couples au chlorure de zinc et bioxyde de manganèse, intermittences rapides. Méthode polaire : électrode sternale de 90 c. q électrode diffé rente de 10 c. q.

Examen galvanique : Appareil de 40 petits couples au chlorure de zinc et manganèse ; interrupteur, double permettant d'examiner alternativement l'excitabilité au pôle N. et au pôle P. Méthode polaire : mêmes électrodes que précédemment.

Pour le courant faradique les chiffres indiquent l'écartement des bobines en millimètres ; pour le courant galvanique les chiffres romains indiquent le nombre d'éléments et les chiffres arabes le nombre de millampères.

JAMBES

DROITE	GAUCHE
JAMBIER ANTÉRIEUR	
Très atrophié	Relief bien conservé.
Farad. 60 C. très faibles, mais nettes.	*Farad.* 95 C. m.
Galv. NFC > PFC. C. assez vives mais faibles.	*Galv.* NFC > PFC. C. vive.
	1re NFC 6 m. A XIV.
1re C. vers 18 m. A. XXXVI.	1er PFC 7 1/2 XVIII.
EXTENSEUR COMMUN	
Très atrophié.	Relief bien conservé.
Farad. 60 C. m. très faibles.	*Farad.* 80 C. m.
Galv. NFC un peu > PFC. C. très faibles.	*Galv.* NFC > PFC. C. vive.
	1re NFC 7 m. A. XVI.
1re C. vers 18 m. A. XXX.	1re PFC. 10 XX.
EXTENSEUR PROPRE DU GROS ORTEIL	
Très atrophié et le gros orteil est, dans l'état habituel, en flexion par l'action prédominante du muscle antagoniste.	Action conservée.
Farad. à 0 pas de C.	*Farad.* 80 C. m.
Galv. à 16 m. A. XL. pas de C. appréciables.	*Galv.* NFC. > PFC.
	1re NFC C. m. A. XVI.
	1re PFC. 10 XXII.

LONG PÉRONIER MOINS ATROPHIÉ QUE LES PRÉCÉDENTS

Farad. 65 C. m. faibles.
Galv. NFC un peu > PFC. C. assez vives.
1er C. vers 15 m. A. XXXIV.

Farad. C. m. 85.
Galv. NFC. > PFC.
1er NFC. 6 m. A. XIV.
1er PFC. 10 XX.

COURT PÉRONIER

Farad. 60 C. m. très faibles.
Galv. NFC. > PFC. à 18 m. A. XL. C. très faibles.

Farad. 75 C. m.

PÉDIEUX

Farad. à 0 pas de C.
Galv. à 15 m. A. XL pas de C.

Farad. 60-65 C.
Galv. 10 m. A. XXX. NFC. > PFC.

JUMEAU EXTERNE

Farad. 85. C. m. assez bonnes.
Galv. NFC < PFC. C. très faibles mais assez vives.
1er NFC. 7 m. A. XVI.
1er PFC. 9 XX.

Farad. 90 C. m.
Galv. NFC. > PFC.
1er NFC. 6 m. A. XIV.
1er PFC. 9. XVIII-XX.

JUMEAU INTERNE

Farad. 95.
Galv. NFC > PFC.
1er NFC. 7 m. A XVI.
1er PFC 9 XX.

Farad. 95.
Galv. NFC > PFC.
1er NFC. 7 m. A. XVI.
1er PFC 9 XX.

FLÉCHISSEUR COMMUN. — JAMBIER POSTÉRIEUR

Farad. 75.
Galv. NFC > PFC.
1er NFC vers 12 m. A. XXVI.
1er PFC vers 14-15 XXX.

Farad 70
Galv. NFC > PFC.
1er NFC vers 12 m. A. XXVI.
1er PFC vers 14-15 XXX.

FLÉCHISSEUR PROPRE DU GROS ORTEIL

Farad, C. m. vers 70.

Farad. 80.

NERF PÉRONIER

Farad. a 50 C. extrêmement faibles dans les muscles antero-externes. (On ne peut employer avec des intermittences rapides de courants plus forts, à cause de la douleur, mais avec des intermittences rares à 0 les C. sont aussi extrêmement faibles.

Galv. 1er NFC vers 7 m. A XVI (surtout dans les péroniers) à 15 m. A. XXIV et à 17 XXX pas de PFC, ni de POC nettes (peut être légère PFC dans le long péronier).

Farad. 110 C. m.
C. surtout dans le jambier antérieur.
C. un peu plus faibles dans l'extenseur.
C. plus faibles encore dans les péroniers.

Galv. 1er NFC 2 1/2 m. A. X.
1er POC 3 m. A. X.
1er PFC 5 1/2 XIV.
(Les C. prédominent dans le jambier antérieur).

CUISSES

VASTE INTERNE

Farad. 125.
Galv. NFC > PFC C. vive.
1er NFC 3/4 m. A. VI.
1er PFC 1 1/4 VIII.

Farad. 115.
Galv. NFC > PFC.
1er NFC. 1 1/2 m. A. VIII.
1er PFC. 2 1/2 X.

VASTE EXTERNE

Farad. 110.
Galv. NFC > PFC. C. vive.
1er NFC, 3 m. A. X.
1er PFC 5 XII.

Farad. 110.
Galv. NFC > PFC C, vive.
1er NFC, 3 m. A. X.
1er PFC, 5 XII.

DROIT ANTÉRIEUR

Farad. 115.	*Farad.* 115.
Galv. NFC > PFC, vive.	*Galv.* NFC > PFC, vive.
1er NFC, 3 m. A. VIII.	1er NFC, 3 m, A. VIII.
1er PFC 4 1/2 X.	1er PFC, 4 1/2 X.

GRAND ADDUCTEUR

Farad, 115.	*Farad.* 115.
Galv. NFC > PFC.	*Galv.* NFC > PFC.
1er NFC, 4 m. A. X.	1er NFC, 4 m. A. X.
1er PFC, 5 XII.	1er PFC, 5, XII.

COUTURIER

Farad. 120.	*Farad.* 120.
Galv. NFC > PFC, vive.	*Galv.* NFC > PFC, vive.
1er NFC, 2 m. A. VI.	1er NFC, 2 m. A. VI.
1er PFC, 3 1/2 VIII.	1er PFC 3 1/2, VIII.

NERF CRURAL

Farad. 120.	*Farad.* 120.
Galv. 1re NFC vers 3 1/2 m. A.X	*Galv.* comme à droite.
1re PFC 5 XII	

En résumé, aux membres inférieurs, on ne constate pas de traces manifestes de réaction de dégénérescence même dans les muscles les plus atrophiés et où l'excitabilité électrique est fortement diminuée NFC reste > PFC et les C. sont encore assez vives.

Dans les cuisses, d'ailleurs, l'excitabilité électrique ne présente pas de modifications importantes ; elle est à peu près la même pour le côté droit et pour le côté gauche.

A droite cependant, l'excitabilité faradique et l'excitabilité galvanique sont un peu plus fortes qu'à gauche.

Aux jambes, dans les muscles antéro-externes l'excitabilité faradique et l'excitabilité galvanique sont très diminuées à droite (l'excitabilité galvanique paraît plus diminuée encore que l'excitabilité faradique) dans l'extenseur propre l'excitabilité électrique semble même à peu près complètement abolie; de ce même côté, aussi, l'excitabilité faradique et galvanique du nerf sciatique poplité-externe est très diminuée. A gauche, au contraire, dans les muscles antéro-externes les altérations de l'excitabilité électrique sont peu prononcées et ne consistent qu'en une diminution assez légère plus, marquée pour le courant galvanique que pour le courant faradique. Dans les m. postérieurs, également, les altérations de l'excitabilité électrique ne consistent qu'en une diminution assez légère, plus marquée pour le courant galvanique. Les deux côtés se comportent à peu près de même ; à droite, cependant, la diminution semble un peu plus accentuée dans quelques muscles.

Ce malade très amélioré semble devoir guérir tout à fait ; on ne note pas chez lui la réaction de dégénérescence et de plus un examen biopsique récent fait par M. Marinesco a montré l'intégrité histologique des nerfs. Il est donc permis d'hésiter à en faire nettement un cas d'amyotrophie Charcot-Marie ; s'il s'en rapproche par quelques points, il présente des différences assez grandes pour qu'il soit possible de le placer en dehors du type que nous étudions.

OBSERVATION V

(Observation de Charcot résumée.)

D..., femme de 24 ans, célibataire. — Pas d'antécédents héréditaires ; à trois ans la malade a eu la rougeole ; plus tard il lui est arrivé plusieurs fois d'uriner dans son lit en dormant. A quatorze ans, avec l'établissement des règles, disparition de ces troubles ; à cette époque la malade aurait noté un manque de résistance et de solidité au niveau de l'articulation tibio-tarsienne droite. La faiblesse s'accroît et à 18 ans le genou est pris. A dix-neuf ans les éminences thénar et hypothénar se réduisent de volume peu à peu en commençant de même par le membre droit. Peu de temps après, le membre gauche est envahi dans un ordre semblable. Jamais de fièvre, céphalée fréquente et empêchant parfois le sommeil. Actuellement, la face est normale ; les mouvements des lèvres s'exécutent bien ; il n'y a pas de parésie de l'orbiculaire des lèvres. Tous les muscles de la face sont indemnes. La langue a un volume normal.

Le volume de l'avant-bras semble un peu au-dessous de ce qu'il devrait être par rapport à celui du bras. Les deux mains présentent une atrophie notable ; un peu plus forte à droite qu'à gauche, l'éminence thénar est très diminuée surtout au niveau du court adducteur du pouce. L'abducteur du pouce est aussi atrophié ; la malade ne peut, de la main droite, joindre le pouce et le petit doigt ; à gauche, elle le peut, mais au moyen d'un artifice, en fléchissant le petit doigt et le pouce de telle façon que la distance à parcourir se trouve diminuée. L'éminence hypothénar est, elle aussi atrophiée, mais à un degré moindre. Toute la paume de la main est d'ailleurs aplatie sans qu'il y ait cependant de dépression au niveau des espaces interosseux. Il n'y a nullement apparence de griffe ; la flexion des interosseux se fait bien, mais la malade ne peut résister à l'extension passive des premières phalanges, ni à la flexion passive des deux dernières ; il y a aussi une diminution notable de la force dans l'action de rapprocher ou d'écarter les doigts ; ces différents mouvements deviennent d'ailleurs beaucoup plus difficiles lorsque la malade a froid. Des deux côtés, mais surtout à droite, la flexion du carpe est affaiblie, de même pour les fléchisseurs des doigts et le long fléchisseur du pouce, tandis que l'extension, l'abduction et l'adduction du carpe se font assez bien ; les muscles longs du pouce semblent à peu près normaux. Le long supinateur se contracte très bien ; les muscles biceps, brachial antérieur, triceps, deltoïde, pectoral sont tout à fait intacts ainsi que les muscles de l'épaule et du tronc.

Pas de déviation des omoplates.

Dynamomètre, main droite........ 24 kg.
— main gauche....... 25.

Les pieds sont pendants et excavés sur leur bord interne ; les orteils dans une flexion moyenne telle que dans la station debout, la direction des ongles est presque verticale. La malade ne peut imprimer aucun mouvement à ses orteils ; quelquefois, cependant, lorsqu'elle a bien chaud, elle peut remuer un peu le gros orteil droit. Il n'y a non plus pour le pied aucun mouvement de flexion, d'extension ou de latéralité ; on ne constate pas l'existence de rétraction fibreuse nette dans l'articulation tibio-tarsienne, sauf peut-être un peu quand on fait l'extension dorsale ; le tendon d'Achille résiste alors un peu ; la courbure du pied semble ne pouvoir être complètement effacée par le mouvement d'extension.

Les jambes sont grêles et leur volume contraste d'une façon frappante avec celui des cuisses. Le mollet est peu accusé ; les muscles de la région antéro-externe sont, eux aussi, diminués de volume. Les jambes ont une apparence conique, c'est-à-dire que la circonférence au niveau du plateau du tibia est plus forte qu'à la partie moyenne, vu la disparition du mollet.

Les cuisses sont très volumineuses, du moins à leurs parties supérieure et moyenne, car à la partie inférieure, au-dessus de la rotule, elles ont certainement éprouvé un degré d'atrophie assez marqué ; il existe à ce niveau un léger aplatissement de la région interne.

La flexion et l'extension de la jambe sur la cuisse s'effectuent avec vigueur, de même que l'abduction et l'adduction.

La flexion et l'extension de la cuisse sur le bassin sont normales.

Les autres muscles du corps ne présentent rien de pathologique.

La sensibilité est absolument intacte dans tous ses modes, seulement un peu émoussée, quelquefois lorsque les extrémités sont froides. Aux pieds et aux jambes, en effet, la température est remarquablement abaissée, et cet abaissement est tout à fait correspondant aux parties atrophiées. Les pieds et les jambes ont une certaine tendance à la cyanose.

Les réflexes rotuliens sont abolis. La malade a souvent des crampes qui surviennent surtout lorsqu'elle veut exécuter des mouvements volontaires.

On voit des secousses fibrillaires très nettes sur les muscles propres des mains. A l'examen électrique on constate l'existence de la réaction de dégénérescence pour un certain nombre de muscles propres de la main.

Aucun trouble de sensibilité.

OBSERVATION VI (Observation de CHARCOT résumée).

Sultz, 25 ans, fille sans profession.

Personne dans la famille n'a souffert de maladies nerveuses. La malade a eu la rougeole, la variole, et à 8 ans la fièvre typhoïde. En 1875, à l'âge de 15 ans, elle s'est aperçue que son gros orteil droit avait une tendance à tomber ; dans les 3 ou 4 mois qui suivirent, les autres orteils se prirent peu à peu, mais d'une façon moins marquée. Dans l'espace de deux ans, la jambe droite s'amaigrit et la malade constata une grande faiblesse dans l'articulation tibio-tarsienne ; c'est à ce moment qu'elle commença à stepper de cette jambe. Puis elle éprouva des douleurs en coup de lance dans les deux cuisses, les genoux, les jambes, et les cous-de-pied. Ces douleurs étaient bi-latérales, alors que l'atrophie et la faiblesse musculaire n'occupaient que la jambe droite ; leur maximum de fréquence se trouvait au moment des règles ; dans les cuisses, ces douleurs avaient un caractère de brûlure continue. C'est à l'âge de 19 ans qu'elles ont commencé à disparaître.

A 17 ans, le gros orteil gauche commença lui aussi à s'affaiblir.

Deux années plus tard, la malade s'aperçut que la main droite s'affaiblissait, elle laissait assez souvent tomber des objets : ses doigts n'avaient plus la force de les retenir. Peu de temps après la main gauche fut prise. La malade se sentait l'*onglée au bout des doigts*, mais jamais de douleur. C'est à dix-neuf ans que l'atrophie et la faiblesse des jambes avaient acquis un degré assez prononcé pour qu'il lui fût difficile de marcher et de se tenir debout immobile et sans soutien.

En 1885 les jambes sont notablement atrophiées et les mollets ont presque absolument disparu. Lorsque la jambe pend naturellement, le pied est tombant, les orteils en très légère flexion.

Le haut de la cuisse a des dimensions normales. En descendant vers le genou, ces dimensions diminuent, et au dessus du genou il y a un certain degré d'atrophie, surtout dans le vaste interne, masqué d'ailleurs en partie par le tissu adipeux.

Les muscles du pied et de la jambe n'ont absolument aucun mouvement ; si on dit à la malade de remuer ses doigts, de fléchir ou d'étendre son pied, elle ne peut imprimer à ceux-ci le plus léger changement de position.

Tous les mouvements des muscles de la cuisse et du bassin, flexion, extension de la jambe, flexion, extension de la cuisse, adduction, abduction, sont énergiques et semblent absolument normaux, même ceux du triceps, malgré l'atrophie du vaste interne, et probablement aussi du vaste externe.

De même à l'abdomen, au tronc et aux épaules, la force musculaire est tout à fait normale. — Aucune trace d'atrophie.

La malade marche sans béquille, ni canne, mais en steppant d'une façon très marquée; assez souvent elle se jette par terre, le pied droit s'accrochant dans le gauche ; quelquefois, mais plus rarement, les genoux fléchissent. Très souvent elle a des crampes, presque toujours à l'occasion d'un mouvement ; elles siègent ordinairement à la cuisse, aussi bien dans les muscles de la région antérieure que dans ceux de la région postérieure. Lorsqu'elle marche, ses pieds ne se tournent ni en dedans, ni en dehors ; elle n'use pas ses chaussures d'une façon irrégulière.

Les mains sont nettement aplaties, plus peut-être à la face postérieure qu'à la face antérieure ; les espaces interosseux dorsaux sont un peu excavés ; le pouce a une tendance à se mettre sur le même plan que les autres métacarpiens.

La partie la plus inférieure et interne de l'émineuce thénar est aplatie ; l'éminence hypothénar l'est aussi.

Les doigts peuvent encore être écartés les uns des autres, mais sans la moindre énergie, sauf le petit doigt ; le quatrième interosseux dorsal est certainement beaucoup mieux conservé que les autres. De même ils ne peuvent être rapprochés les uns des autres que très faiblement. La flexion des premières phalanges avec extension des deux autres est à peine exécutée. Il est difficile à la malade de porter au contact la face palmaire du pouce et de l'auriculaire ; elle y arrive à peu près cependant, mais il semble que le mouvement de ce dernier doigt soit plus incomplet que celui du pouce.

Les mouvements de flexion et d'extension des doigts sont énergiques et sensiblement normaux ; de même pour les mouvements de flexion, d'extension, d'adduction et d'abduction du carpe. Le long supinateur fait une saillie très apparente. La pronation et la supination s'exécutent bien ainsi que les mouvements de l'avant-bras, du bras, des épaules et du cou. Rien non plus aux muscles de la face.

Il existe des contractions fibrillaires très nettes sur la plupart des muscles propres de la main ; il en existe probablement aussi aux muscles de l'avant-bras, car on voit assez souvent les tendons des muscles longs du pouce, du petit palmaire, du grand palmaire, peut-être aussi des extenseurs des doigts, faire saillie un instant, puis se relâcher. — A la jambe il n'en existe pas ; à la cuisse, on ne le voit pas directement, mais les mains appliquées sur les muscles sentent parfois quelques contractions.

Pas de réflexe rotulien. La percussion ne détermine même pas dans le muscle de contraction appréciable à l'œil.

La percussion des tendons du poignet donne des résultats douteux; au coude il n'y a pas de mouvement, mais on constate une certaine contraction du muscle.

La contraction idiomusculaire qui ne peut être retrouvée ni à la jambe, ni à la cuisse, existe nettement aux muscles du bras.

La température des jambes est très notablement abaissée et cela surtout pour toute la partie du membre située au dessous du genou; au niveau de la cuisse, elle est très voisine de la normale.

Il existe un degré assez prononcé d'anesthésie des membres inférieurs; un peu aussi pour les mains.

L'examen électrique pratiqué par M. R. Vigouroux a montré qu'au niveau des muscles de la jambe et du pied, il n'existait plus la moindre excitabilité galvanique, ou faradique. Pour le triceps fémoral et les autres muscles de la cuisse, les contractions galvaniques existent faibles, mais sans inversion de la formule normale; la contractilité faradique n'est pas abolie, mais est très diminuée, plus encore à la cuisse droite qu'à la gauche.

Au membre supérieur, on trouve dans certains muscles une disparition de l'excitabilité; dans d'autres la réaction de dégénérescence.

CHAPITRE III

ÉTIOLOGIE

Il nous paraît actuellement impossible d'assigner une cause bien certaine à l'atrophie musculaire débutant par les membres inférieurs; jusqu'ici, presque tous les auteurs qui ont signalé des cas ayant ce mode de début ont insisté sur le caractère familial de l'affection : il existe en effet très peu d'observations de ce genre où l'on ne retrouve le principe de l'hérédité. Mais il convient de faire remarquer que dans la plupart de ces cas l'affection a débuté dans le jeune âge ; les faits publiés par Charcot et Marie concernent des enfants et des adultes ; chez deux des enfants l'hérédité est manifeste, mais elle fait défaut dans les cas qui concernent les adultes, (1) et on ne la retrouve dans aucune des observations que nous venons de rapporter. Tout comme l'atrophie musculaire progressive du type Duchenne-Aran, l'affection décrite par Charcot et Marie semble

(1) Charcot et Marie (*loco-citato*).

Ob. V. – « Par un certain nombre de points, l'histoire de cette malade est très analogue à celle de la précédente. Comme dans celle-ci, en effet, il ne semble exister aucune influence héréditaire, le début s'est fait, non pas dans l'enfance, mais à l'époque de la puberté, vers l'âge de quinze ans.

être familiale, héréditaire quand elle frappe l'enfant ; plus souvent, au contraire, chez l'adulte, l'absence de toute hérédité semble pouvoir permettre de la considérer comme une affection acquise, accidentelle.

Peut-on incriminer certaines maladies comme occasionnelles ? Aucun de nos malades n'est syphilitique. Chez l'un d'eux on note la rougeole ; chez un autre, un rhumatisme articulaire, un troisième a eu les fièvres paludéennes. Les deux adultes présentés par Charcot ont eu, l'une la rougeole, l'autre la rougeole, la variole et la fièvre typhoïde. Enfin, le sujet de notre observation IV n'a aucun antécédent.

Ces données ne sont pas suffisantes pour nous permettre de conclure. — Peut-être pourrait-on invoquer le surmenage chez les prédisposés. Notre couturière était obligée de faire chaque jour une très longue course pour se rendre à son atelier et pour rentrer chez elle ; l'un de nos malades, usé par son séjour aux colonies, exerçait la profession pénible de garçon de recettes ; le malade de notre observation II a vu son état s'aggraver après de forts travaux. Enfin, le dernier dont la maladie a eu un début si brusque avait un métier des plus durs.

Le sexe ne paraît avoir aucune influence.

L'absence d'hérédité semble donc être la règle chez l'adulte et chez lui, l'affection paraît se développer et prendre de l'extension à la suite de fatigues.

CHAPITRE IV

SYMPTOMES ET MARCHE

« Le début de l'affection se fait toujours, dit Charcot, (1) par les membres inférieurs et par les derniers segments de ceux-ci. Dans la plupart des cas, c'est par l'extenseur du gros orteil ou bien par l'extenseur commun des orteils, ou bien encore par les péroniers latéraux; tel est du moins le premier fait qui attire l'attention des malades ou des parents. Cependant il est fort vraisemblable que le début véritable se fait non pas sur les muscles de la jambe, mais sur les muscles propres du pied, ainsi que pour les membres supérieurs, les premiers atteints sont les muscles propres des mains. Si cette période passe généralement inaperçue, cela tient sans doute à ce que les troubles fonctionnels déterminés par l'atrophie des muscles intrinsèques des pieds sont trop légers pour que le malade en ait conscience. » L'évolution est presque toujours la même, que le début ait eu lieu dans l'enfance, dans l'adolescence ou à l'âge adulte; le malade ressent d'abord une certaine faiblesse dans les jambes ; il se fatigue plus rapidement à la marche ;

(1) Charcot et Marie. — *Revue de médecine* (1886).

dans quelques cas surviennent à ce moment des crampes, des douleurs lancinantes qui peuvent même marquer le début de l'affection. (Obs. IV.)

Il éprouve de la difficulté pour se chausser, pour se dresser sur la pointe du pied, et rapidement la lésion gagnant les muscles de la jambe, la station debout est impossible, le malade piétine sur place; la marche devient incertaine, il steppe, jusqu'au jour où il reste tout à fait impotent.

Les muscles de la cuisse eux non plus ne restent pas indemnes, comme le prouve l'examen électrique, et s'ils paraissent avoir conservé une partie de leur volume et de leur force, on trouve toujours des traces de R. D. surtout dans le vaste interne et dans le vaste externe. Les adducteurs qui fonctionnent presque normalement dans la plupart des cas semblent n'être jamais lésés. L'aspect du malade, à ce moment de l'évolution est caractéristique; par suite de l'atrophie et de la faiblesse qui marche de pair avec elle, le malade est déjà infirme; le pied est inerte, la jambe amaigrie, comme un fuseau, la cuisse diminuée de volume, sauf au niveau de la racine du membre: c'est l'atrophie en jarretière. L'atrophie évolue le plus souvent d'une façon symétrique mais dans certains cas on voit la lésion se montrer plus accentuée sur un des côtés du corps; cette prédominance peut persister jusqu'à la fin de la maladie.

Puis, après un laps de temps plus ou moins considérable, quelques mois, un an, la faiblesse et l'atrophie se montrent aux membres supérieurs : l'apparition aux mains peut être plus tardive. Ce n'est que cinq ans après le début que la lésion se montre chez notre garçon de recettes; le sujet de notre observation II, atteint dès 1892 n'a pas encore de troubles du côté des membres supérieurs. C'est toujours par les muscles propres des mains que débuterait l'atrophie (1) pour s'étendre ensuite à ceux de l'avant-bras; nous n'avons pas suivi l'évolution de l'affection et il nous est impossible de dire dans quel ordre sont atteints les différents muscles. Charcot admet que les extenseurs, surtout les extenseurs et le long abducteur du pouce sont généralement pris aussitôt après les muscles propres de la main : pour lui aussi, le long supinateur est toujours indemne; dans les deux cas où l'examen électrique de ce muscle a été fait, on note des contractions assez bonnes, mais un peu faibles, aussi ne faut-il pas trop présumer de l'intégrité de ce muscle.

Du côté de la face, du tronc, des épaules, on ne note pas d'atrophie; toujours de l'amaigrissement; mais le système musculaire est bien conservé. Les troubles se bornent toujours aux membres et la lésion n'envahit pas les autres régions.

Pendant l'évolution de l'affection, il existe sur certains muscles des contractions fibrillaires très nettes (1); on les retrouve dans notre observation II; mais nous ne les avons pas notées dans les trois autres cas.

Les réflexes ne sont pas toujours abolis; dans notre seconde observation, le réflexe plantaire n'existe plus, mais la percussion du tendon rotulien fait voir que les réflexes patellaires sont conservés. La lésion, dans ce cas, est beaucoup moins avancée que dans les autres, et ce fait confirme ce que disait Charcot : « Les réflexes tendineux sont tout d'abord diminués dans les segments des membres malades, puis finissent par

(1) Charcot et Marie. *Loco citato.*

disparaître et cela d'une façon absolument progressive, à tel point qu'on peut, à certains moments de la journée, chez certains sujets, constater l'existence des reflexes rotuliens et ne plus les retrouver quelques heures plus tard ; le lendemain ils reviennent de nouveau ». Il est probable que si l'affection ne s'arrête pas dans sa marche, l'abolition des réflexes surviendra tout comme dans les autres cas.

L'examen électrique de nos malades prouve aussi que les muscles les plus dégénérés ne sont plus du tout excitables. Ce fait existe surtout pour les muscles des pieds et des mains qui sont les premiers frappés. Et dans les muscles en voie d'atrophie, on constate de la façon la plus nette la réaction de dégénérescence qui prouve l'existence de modifications anatomiques notables. D'après Erb cette R. D. se caractérise par la diminution et la perte de l'excitabilité faradique et galvanique des nerfs, de l'excitabilité faradique des muscles, tandis que l'excitabilité galvanique de ces derniers reste stationnaire, qu'elle est augmentée parfois notablement et varie toujours qualitativement d'une façon déterminée. Les muscles les moins dégénérés ne présentent pas cette réaction de dégénérescence, mais les contractions électriques sont plus faibles que normalement.

On retrouve toujours des troubles vaso-moteurs plus ou moins accentués au niveau des parties les plus atrophiées : teinte cyanique des téguments et abaissement parfois considérable de la température locale. Presque toujours ces troubles sont plus marqués aux pieds et aux jambes. La peau est plus froide, et le malade se plaint d'avoir à certains moments les extrémités glacées. La sensibilité n'est pas toujours conservée dans toutes ses formes : dans l'observation VI, résumée d'après Charcot, elle était très altérée; on remarque qu'au début si brusque de l'affection chez le sujet de notre observation IV, il existait une hyperesthésie généralisée telle que le malade, nous l'avons déjà dit, appréhendait tout contact. La jeune femme dont nous avons parlé présentait elle aussi une hyperesthésie légère des membres inférieurs. Pour Charcot, les troubles de sensibilité ne font pas partie intégrante du tableau clinique de cette affection : « dans certains cas, ils peuvent s'y montrer et même avec une certaine intensité, tout en conservant le rôle de symptôme d'ordre contingent. » Il en serait de même des douleurs et des crampes qui très souvent font défaut.

Depuis Charcot, d'autres auteurs : Hoffmann, Vizioli, Sachi, Bernhardt ont montré que ces troubles de sensibilité sont au contraire fréquents dans la plupart des cas d'atrophie musculaire névrotique (1).

A part les modifications qui surviennent dans le système musculaire et qui entraînent des troubles de la station et de la marche, on ne note aucun désordre grave. Le malade ne peut tenir immobile ; il piétine sur place pour conserver l'équilibre; en marchant, il steppe d'une façon manifeste.

Ces troubles sont dûs au défaut de résistance de l'articulation tibio-tarsienne qui, privée du concours des muscles avoisinants, n'est plus assez forte pour immobiliser la jambe sur le pied.

Charcot fait remarquer qu'il n'existe jamais de rétractions fibreuses au niveau des articulations atteintes : nous avons

(1) Marinesco, *Archives de la Méd. expérim.* 1894

constaté, au contraire, chez nos malades, une laxité le plus souvent très marquée, de l'articulation tibio-tarsienne.

Quand l'affection a gagné les membres supérieurs, le malade qui déjà a dû cesser son travail devient tout à fait infirme : il ne peut faire œuvre de ses mains.

Malgré ces lésions, l'état général reste toujours bon : les grandes fonctions (circulation, respiration) ne sont pas troublées ; les muscles annexés à des organes spéciaux (vue, mastication, déglution, phonation) restent intacts pendant toute la durée de la maladie.

CHAPITRE V

PATHOGÉNIE — ANATOMIE PATHOLOGIQUE

L'amyotrophie Charcot-Marie distraite par ces auteurs de l'atrophie musculaire progressive a une pathogénie assez obscure jusqu'aux travaux de Hoffmann ; Charcot avait émis l'hypothèse d'une myélopathie sans toutefois se prononcer d'une manière absolue, faisant voir qu'il existait nettement dans l'affection décrite par lui des contractions fibrillaires et la réaction de dégénérescence qu'on ne trouvait pas dans les myopathies.

Hoffmann démontre la nature nerveuse de l'affection en se basant sur les travaux antérieurs. Tout récemment Marinesco (1) a publié les résultats complets d'une autopsie pratiquée par lui ; il s'agit d'un cas étudié par Charcot et résumé par nous dans notre observation VI. Nous empruntons à cet auteur les notes qui suivent :

Examen microscopique. — MUSCLES. — Les plus affectés au point de vue histologique sont les péroniers. Sur

(1) Marinesco. Archiv. de méd. expér. et d'anat. pathologique. Tome VI, page 921.

des coupes transversales de ce muscle on ne peut trouver aucune fibre musculaire normale ; à la place, on trouve des îlots fortement colorés par le picro-carmin en rose, très irréguliers de forme et de dimensions, de coloration uniforme, le plus souvent allongés avec les extrémités plus fines que la partie moyenne qui sont les vestiges de gros faisceaux musculaires dont la partie centrale a été irrégulièrement envahie par des tissus adipeux. Bien que ces îlots semblent constitués par une masse continue, on peut, avec un fort grossissement, les décomposer en éléments multiples de calibre et de forme variables, sans aucune striation ; ces éléments sont les vestiges des fibres musculaires qui se sont altérées et sont arrivées par leur juxtaposition immédiate à former des espèces de conglomérats, mais ce n'est pas encore la dernière phase du travail destructif des faisceaux musculaires, car à leur tour ces conglomérats sont envahis et remplacés par du tissu adipeux en voie de prolifération. A cette modification morphologique des fibres musculaires correspond une modification histo-chimique consistant en ce que les éléments de ces îlots se comportent envers les réactifs colorants de la même façon que les fibres conjonctives lamellaires. Ces îlots se distinguent également par l'absence de prolifération cellulaire, il ne s'agit donc pas là d'une myosite de nature interstitielle. Dans aucune de nos coupes, nous n'avons constaté la présence de fibres nettement hypertrophiées.

Les nerfs intra-musculaires présentent d'une part la disparition des fibres à myéline, d'autre part une hypertrophie notable de la gaîne lamelleuse.

Les vaisseaux intra-musculaires présentent généralement une hypertrophie concentrique de leurs parois, quelques-uns même sont oblitérés. » Telles sont les lésions des muscles les plus atrophiés ; ceux qui sont moins atteints présentent les mêmes désordres, mais on y trouve encore quelques fibres musculaires qui ont conservé leur striation.

« Les troncs nerveux sont altérés, plus au membre inférieur qu'au membre supérieur : au point de vue macroscopique aucun nerf n'est augmenté de volume.

Les lésions observées sur des dissociations de ces nerfs sont les suivantes ; on y trouve des fibres nerveuses dont la myéline est fragmentée ou réduite en boules, des fibres atrophiées contenant beaucoup de noyaux et semblant garder encore leur cylindre axe, des fibres très minces où il est impossible de distinguer un véritable cylindre axe, et enfin des fibres qui présentent, au point de vue morphologique, les caractères de fibres embryonnaires sans que l'on puisse affirmer qu'il s'agit là de fibres de nouvelle formation..... Il faut noter en outre que la lésion des nerfs présente ces caractères particuliers : 1° D'aller en diminuant des ramifications périphériques vers la moelle ; 2° d'être intense et de déterminer souvent une disparition presque complète des fibres nerveuses ; 3° de s'accompagner d'une prolifération très marquée du tissu de soutènement (tissu interstitiel de gaîne lamelleuse). Cette lésion qui semble pouvoir être considérée comme constante, puisqu'elle existe dans tous les cas, peut ou bien n'avoir aucune influence sur le volume du nerf qui conserve ses dimensions ordinaires, ou bien déterminer une augmentation parfois considérable du volume du nerf. »

Les lésions de la moelle portent : sur les cordons postérieurs les cornes postérieures, les racines postérieures, les cornes antérieures. Les cordons postérieurs dans les régions lombaire, dorsale, cervicale sont le siège d'une sclérose très accentuée, au milieu de laquelle on ne trouve qu'un petit nombre de fibres saines clairsemées.

La substance grise des cornes postérieures ne présente presque pas de fibres nerveuses ; à la région cervicale principalement les cornes antérieures contiennent très peu de fibres et de cellules nerveuses et celles qui s'y trouvent encore sont en partie atrophiées.

Le bulbe et la protubérance ne présentent pas de troubles appréciables.

Dans les autopsies publiées antérieurement on retrouve ces lésions à un degré variable et différemment interprétées. On à discuté beaucoup sur le rôle des cornes antérieures : ces dernières sont-elles lésées en premier lieu ou bien leur atrophie est elle consécutive à une lésion primitive des nerfs périphériques? La dernière hypothèse à été vite rejetée, car on aurait trouvé dans ce cas une névrite ascendante par propagation, occupant toute la longueur des cordons nerveux. Or les racines antérieures sont presque toujours indemnes ; « il faut donc admettre ici que la lésion de la corne antérieure est primitive. » Quant à la dégénération des nerfs périphériques il est permis de penser qu'elle est due à la prolifération du tissu conjonctif sous l'influence des troubles vaso-moteurs, troubles que l'on constate en effet dans presque tous les cas que nous avons rapportés « Pour nous, l'amyotrophie Charcot-Marie peut se définir anatomiquement une sclérose postérieure amyotrophique avec dégénérescence et névrite interstitielle des nerfs périphériques. L'agent pathogène agit également sur les cellules nerveuses et sur leurs terminaisons. Les nerfs périphériques sont ainsi lésés d'une façon primitive par l'action directe de l'agent pathogène, dont la nature nous est encore inconnue; et d'une façon secondaire consécutivement aux altérations des cellules. Cette interprétation s'appuie sur la disproportion des lésions des nerfs périphériques et des lésions des cellules nerveuses...... La définition que nous avons donnée plus haut de la maladie qui nous occupe ne s'applique qu'aux cas complets où à l'amyotrophie s'associent des troubles de la sensibilité. »

CHAPITRE VI

DIAGNOSTIC

L'amyotrophie Charcot-Marie présente des symptômes cliniques assez précis pour la distinguer d'un grand nombre d'affections qui, s'accompagnant d'atrophie musculaire, peuvent en imposer pour une myelopathie à début par les membres inférieurs.

Nous ne nous occuperons ici que des maladies qui peuvent chez l'adulte entraîner cette atrophie musculaire et être par suite des causes d'erreur ; nous passerons rapidement en revue la paralysie spinale de l'adulte, l'atrophie du type Duchenne-Aran, le sclérose latérale amyotrophique, l'ataxie locomotrice, la sclérose en plaques.

La paralysie spinale de l'adulte a un début brusque fébrile qui à lui seul suffirait pour écarter l'idée d'une amyotrophie, si d'autre part la paralysie ne survenait rapidement et en masse, présentant ensuite une période de régression, puis une période d'atrophie.

L'atrophie musculaire progressive du type Aran-Duchenne présente une marche qui n'a rien de commun avec celle de l'affection qui nous occupe. Le début d'abord est différent; il se fait par les extrémités supérieures (Hoffmann a montré il est vrai que l'amyotrophie Charcot Marie peut apparaître tout d'abord aux mains mais ce mode de début est exceptionnel). La marche de l'affection est progressive, ne ménageant aucun des muscles de l'organisme, ceux du thorax, de la respiration étant atteints tôt ou tard, ce qui n'arrive jamais dans l'amyotrophie de Charcot et Marie. Nos malades sont d'abord frappés dans leur marche tandis que chez les autres elle reste longtemps possible.

Dans la Sclérose latérale amyotrophique le symptôme prédominant peut-être l'amyotrophie; on la distinguera alors en examinant l'état des réflexes qui le plus souvent sont exagérés. Nous avons vu dans nos observations que les réflexes sont abolis ou tout au moins très diminués.

D'ailleurs l'atrophie porte généralement sur les membres supérieurs; quand elle apparaît aux membres inférieurs elle s'accompagne de contractures permanentes et l'évolution de la sclérose latérale amyotrophique est toujours beaucoup plus rapide.

La réaction de dégénérescence est beaucoup moins fréquente que dans la maladie de Charcot-Marie.

L'Ataxie locomotrice dont le tableau d'ensemble s'écarte généralement beaucoup de notre affection présente parfois de grandes difficultés dans son diagnostic. Les cas simples se différencient facilement; l'incoordination des mouvements, les atrophies parfois limitées, les déformations consécutives, les douleurs fulgurantes, les troubles oculaires tous symptômes caractéristiques mettront immédiatement sur la voie du diagnostic. Il n'en est pas toujours ainsi : on peut se trouver en présence d'un tabétique au début présentant une forme fruste de son affection, porteur seulement d'une atrophie assez marquée et que l'on a tendance à considérer comme un amyotrophique ; l'examen électrique lèvera tous les doutes.

La sclérose en plaques peut, elle aussi, être compliquée d'atrophie du système musculaire ; on aura pour assurer le diagnostic les troubles de la parole que ne présentent pas nos malades, les caractères du tremblement qui diffère absolument de celui que l'on peut observer chez nos amyotrophiques. Chez ces derniers « il ne s'exagère pas à l'approche de l'objet ; c'est simplement, si l'on peut s'exprimer ainsi, un tremblement de faiblesse, analogue à celui que l'on observe chez beaucoup de malades débiles les phtisiques surtout (1). » Enfin dans la sclérose en plaques, on constate un « affaiblissement intellectuel » plus ou moins marqué qui fait toujours défaut chez nos malades.

Avant d'aborder le diagnostic de notre forme d'atrophie musculaire progressive avec les myopathies, il importe de parler des paralysies des nerfs périphériques qui peuvent par l'atrophie qu'elles entrainent être une cause d'erreur — Chez nos malades les lésions sont généralement symétriques, quelquefois il est vrai prédominantes sur un côté du corps ; elles le sont rarement dans les atrophies dépendant de lésions des nerfs périphériques.

Tous les muscles sous la dépendance d'un même nerf ne sont pas atrophiés également dans l'amyotrophie ; au contraire

---

(1) Brissaud — *loco-citato*

lorsque la lésion musculaire dépend de la lésion d'un tronc nerveux, aucun muscle n'est respecté. On constate dans ce cas des troubles de sensibilité qui coïncident avec les troubles de la motilité occupant tout le territoire du nerf lésé.

L'amyotrophie Charcot-Marie ne peut être confondue avec les différents types de myopathie. Le type Landouzy-Déjérine à début facial s'écarte absolument de notre description et on ne la trouve d'ailleurs que chez l'enfant, on n'y relève pas les deux symptômes capitaux, contractions fibrillaires et réaction de dégénérescence. On ne peut non plus songer à la forme scapulo-humérale puisque les muscles du tronc, des épaules sont toujours indemnes, que les muscles de la racine du membre sont toujours moins pris que ceux de la périphérie.

Le diagnostic avec les polynévrites à marche lente et progressive, débutant par les membres inférieurs, par les membres supérieurs et inférieurs à la fois, est beaucoup plus difficile. « Ces formes de polynévrites — dont on connaît quelques cas — ont avec l'amyotrophie Charcot-Marie des rapports si intimes de symptomatologie et d'évolution que nous ne savons pas si nous devons les en séparer cliniquement..... L'amyotrophie Charcot-Marie constitue une espèce naturelle qui se présente avec un appareil symptomatique assez précis dans les cas types. Mais il n'en est pas de même quand il s'agit de cas tardifs où le caractère familial ou héréditaire est absent. Dans ces circonstances le diagnostic est presque, sinon tout à fait impossible. »

CHAPITRE VII

TRAITEMENT

Existe-t-il un traitement curatif de l'amyotrophie ? Nous ne le croyons pas. Le massage et l'électrisation appliqués d'une façon continue et modérée peuvent peut-être ralentir dans sa marche l'évolution de l'affection ; le sujet de notre observation I cependant, entré à l'hôpital avec des troubles très accentués du côté des membres supérieurs a éprouvé depuis son séjour à l'hôpital un mieux sensible. Notre malade a recouvré une partie des mouvements qui étaient devenus impossibles et se sert assez bien de ses mains.

Aussi croyons-nous pouvoir dire que l'électrisation avec les courants galvaniques et faradiques semble, dans certains cas, avoir quelque influence sur l'évolution de l'amyotrophie : mais il nous paraît prudent d'ajouter que la guérison est douteuse.

Il faut soutenir les forces du malade, s'inquiéter de son état général car plus que personne il est exposé à succomber aux affections intercurrentes.

CONCLUSIONS

1° L'amyotrophie Charcot-Marie présente un tableau clinique assez précis pour qu'on en puisse donner une description spéciale.

2° Cette forme d'atrophie musculaire progressive débute toujours par les membres inférieurs, frappant d'abord les muscles du pied, puis de la jambe.

Elle respecte la racine des cuisses : c'est l'atrophie en jarretière de Charcot. Ces lésions entraînent des troubles graves de la marche.

3° L'apparition de l'atrophie aux membres supérieurs n'a lieu que plusieurs mois et souvent plusieurs années après : l'évolution en est donc très lente.

4° La face est toujours respectée ainsi que les muscles du tronc et des épaules.

5° L'existence de contractions fibrillaires nettes dans les muscles fait quelquefois défaut chez les adultes dont nous avons donné les observations.

6° On trouve constamment dans les muscles en voie d'atrophie la reaction de dégénérescence ; ceux qui sont tout à fait dégénérés ne réagissent plus.

7° Les membres atteints surtout les membres inférieurs présentent des troubles vaso-moteurs souvent très accusés ; cyanose et abaissement de la température locale ; on ne constate jamais d'hypertrophie.

8° Les articulations, surtout l'articulation tibio-tarsienne ont perdu une grande partie de leur force par suite de l'atrophie des muscles voisins ; le pied est comme détaché de la jambe. Il n'existe pas de rétractions tendineuses.

9° Les crampes et phénomènes douloureux observés par Charcot font défaut dans quelques cas ; on note parfois des troubles du côté des articulations.

10° L'affection débute fréquemment dans l'enfance mais elle existe aussi à l'âge adulte ; l'un de nos malades avait 35 ans quand les premiers symptômes sont apparus.

Le début peut être brusque.

11° Les troubles de sensibilité sont beaucoup plus fréquents chez l'adulte que chez l'enfant.

12° L'amyotrophie Charcot-Marie chez l'adulte diffère de celle que l'on observe chez l'enfant par l'absence d'hérédité similaire comme le prouvent les observations précédentes.

Elle se distingue des myopathies par l'existence de la réaction de dégénérescence.

13° Le pronostic est grave puisque le plus souvent on ne peut obtenir la guérison, mais la mort ne survient pas du fait de l'amyotrophie, les grandes fonctions étant épargnées.

14° Le traitement consiste dans l'emploi du massage, des courants faradiques et galvaniques.

BIBLIOGRAPHIE

BROSSARD. — Étude clinique sur une forme héréditaire d'atrophie musculaire progressive débutant par les membres inférieurs (type fémoral avec griffe des orteils). Thèse Pari 1886.

BRISSAUD. — Leçons sur les maladies nerveuses, page 439.

CHARCOT et JOFFROY. — Archives de physiologie normale et pathologique 1869.

CHARCOT et MARIE. — Revue de médecine 1886.

DUCHENNE. — Électrisation localisée 1855 et 1872.

HAMMOND. — New Yorck medical Journal, 6 Janvier 1894.

HAYEM. — Archives de physiologie normale et pathologique 1869.

HOFFMANN. — Archives de psychologie 1889.

HOFFMANN. — Deutsch Zeitsch für Vervenheilk 1891.

MARINESCO. — Archives de médecine expérimentale 1894.

IMPRIMERIE DES THÈSES DE MÉDECINE

www.ingramcontent.com/pod-product-compliance
Ingram Content Group UK Ltd.
Pitfield, Milton Keynes, MK11 3LW, UK
UKHW020946180726
13838UKWH00003B/1162